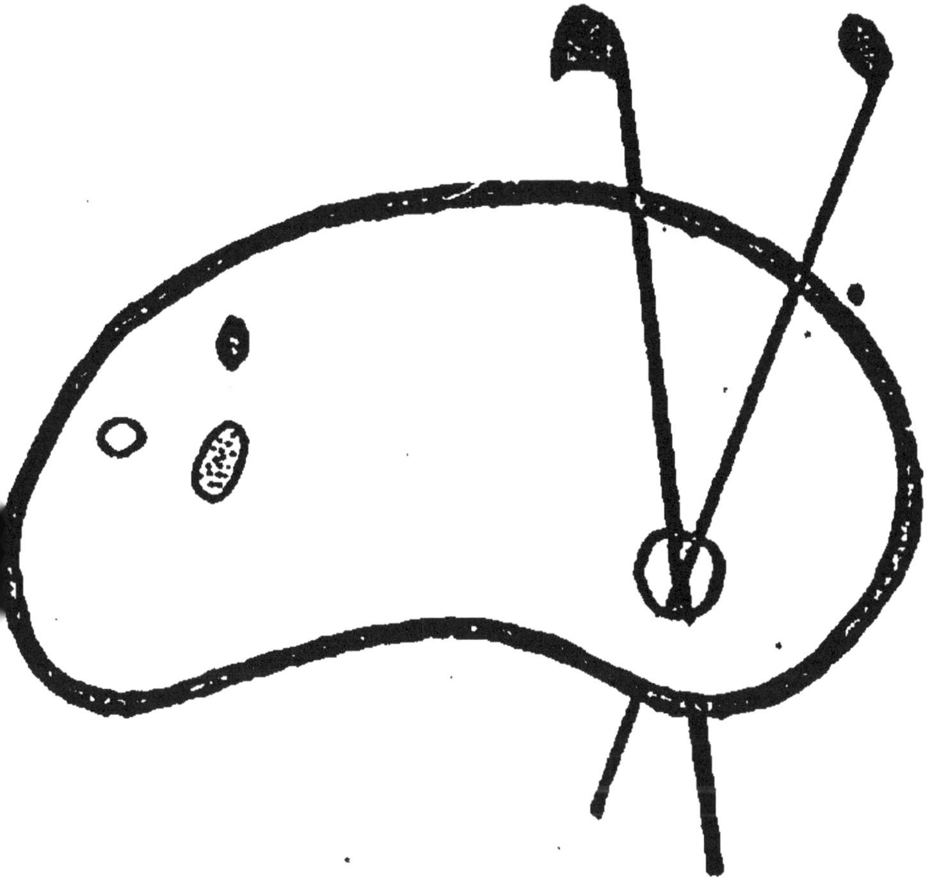

DEBUT D'UNE SERIE DE DOCUMENTS
EN COULEUR

L'IDÉE DE PERSÉCUTION

Stigmate de dégénérescence

(Signification étiologique et pronostique de l'idée de persécution)

PAR

LE DOCTEUR RENÉ JOLICŒUR

de la Faculté de Médecine de Nancy

Ancien prosecteur et lauréat (médaille d'argent) de l'Ecole préparatoire de Médecine

Ex-interne des Hôpitaux de Reims

Interne à l'Asile d'aliénés de Maréville

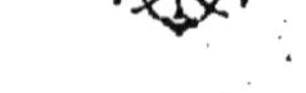

NANCY

IMPRIMERIE NANCÉIENNE, 15, RUE DE LA PÉPINIÈRE

1905

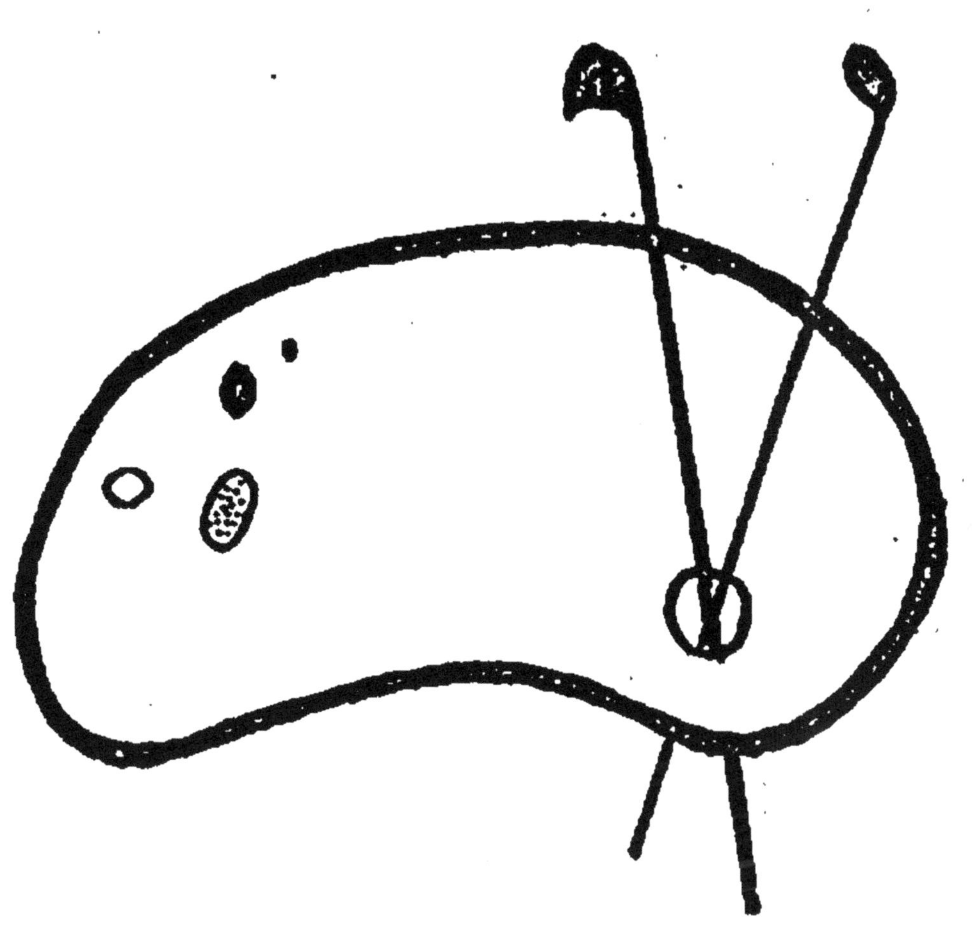

FIN D'UNE SERIE DE DOCUMENTS
EN COULEUR

INTRODUCTION

Il importe, pour progresser méthodiquement en médecine mentale, de préciser avec netteté les caractères qui permettent de différencier très exactement les aliénations mentales dans la génèse desquelles l'hérédité semble jouer le rôle essentiel de celles qui résultent surtout de quelqu'intoxication ou infection endogène ou autre, accidentelle ou incidente, de déterminer, dans des cas plus complexes, la part de l'hérédité ou des influences toxi-infectieuses.

Dans divers cours sur les dégénérescences, notre chef de service a appelé notre attention sur la constance de l'idée de persécution ou de la tendance marquée à l'idée de persécution chez les dégénérés, débiles ou non, chez les dégénérés supérieurs comme chez les dégénérés relativement inférieurs. Il en a déduit logiquement que cette particularité psychique constitue bien un véritable stigmate de dégénérescence, atteste bien, par conséquent, une tare nerveuse originelle et que, contrairement à l'opinion d'éminents maîtres français, toutes les psychoses non toxi-infectieuses dans lesquelles on trouve tendance marquée à l'idée de persécution, ou idée de persécution relèvent principalement de l'hérédité.

C'est ainsi que l'on peut affirmer, à l'encontre de l'avis de la plupart des aliénistes français, que le délire systématisé progressif par exemple, dans l'étiologie duquel M. Magnan et ses élèves n'attribuent qu'un faible rôle à l'hérédité, est une folie essentiellement héréditaire, que le persécuté systématique progressif est avant tout un dégénéré relativement supérieur.

En établissant d'une part la constance de la tendance à l'idée de persécution ou de l'idée de persécution dans les aliénations mentales relevant manifestement de l'hérédité (aliénations mentales de descendants d'alcooliques, d'ivrognes, d'épileptiques, d'aliénés vésaniques, etc...), en montrant, d'autre part, ce qui n'a pas été fait nettement jusqu'à ce jour, en France au moins, l'origine habituelle des sujets atteints de délire systématisé progressif, j'espère contribuer à élucider un point d'étiologie générale de l'aliénation mentale et apporter quelques données susceptibles, en face de cas complexes (troubles psychiques associés), de permettre de faire plus facilement la part des causes et d'arriver plus facilement aussi au diagnostic et au pronostic fermes.

Avant de commencer cette étude, qu'on nous permette d'adresser un souvenir reconnaissant aux professeurs de l'école de médecine de Reims qui ont été nos premiers maîtres dans l'art médical, ainsi qu'aux éminents professeurs de la Faculté de médecine de Nancy dont nous avons pu apprécier les intéressantes cliniques et les savantes leçons.

Nous adressons nos plus sincères sentiments de gratitude à M. le docteur A. Pàris, médecin en chef du service des femmes de Maréville, chargé de cours à la Faculté de Nancy, dans le service duquel nous sommes interne depuis deux ans. Nous ne saurions trop le remercier des conseils affectueux dont il fut toujours prodigue à notre égard et de la bienveillance avec laquelle il nous a toujours accueilli. Il a bien voulu nous donner notre sujet de thèse et nous aider de sa science et de son expérience en psychiatrie ; nous lui en sommes profondément reconnaissant.

M. le Dr Vernet, médecin en chef du service des hommes, et M le Dr Aubry, médecin-adjoint à Maréville, nous ont communiqué quelques observations ; qu'ils reçoivent nos meilleurs remerciements.

Nous assurons à nos collègues de l'Internat de Maréville un souvenir durable de la franche amitié et de la bonne camaraderie que nous avons toujours trouvées en eux.

CHAPITRE PREMIER

Indications historico-bibliographiques

La question d'étiologie de l'idée de persécution et d'étude de sa valeur pronostique se rattache tout naturellement à celle de l'étiologie du délire systématisé progressif, et celle-ci a été longtemps controversée.

Depuis l'époque où *Lasègue*, dans un travail sur le délire des persécutions (1852), donna la première bonne définition du délire systématisé de persécution, de nombreux aliénistes ont émis tour à tour sur cette question les théories les plus diverses.

Morel (1852), qui comprend les délires de persécution comme une transformation de l'hypochondrie, les rattache tantôt aux aliénations héréditaires, tantôt aux névroses (hystérie, épilepsie, etc..).

J. Falret (1864), soutenant les idées de son père, place les délirants systématisés dans la classe des héréditaires et reconnait qu'ils ont, dès l'enfance, un caractère qui contient à l'état latent les premiers symptômes de leur délire.

Magnan (1882) distingue deux sortes de délire : le délire chronique à évolution systématique, ou délire systématisé progressif auquel il ne reconnait aucune origine héréditaire et le délire d'emblée, dégénératif, ou des dégénérés.

Cette conception a fait école en France et la plupart des aliénistes français, ses élèves en particulier, ont adopté ses idées ; cependant, si *Garnier*, *Briand*, *Saury*, *Marandon de Montyel* partagent en grande partie son opinion, *Camuset*, *Cotard*, *Bouchereau* font des réserves au point de vue des prédispositions héréditaires dans le délire chronique.

Le professeur *Ball* remet en honneur les idées de J. Falret, ralliant à son avis deux élèves de Magnan : *Legrain* et *Dericq* (1886) qui reconnaissent la possibilité d'un délire chronique chez des individus prédisposés.

Séglas trouve des signes non douteux de dégénérescence chez les délirants chroniques.

Régis range dans une même classe : la folie partielle, les différents délires partiels décrits par Magnan et les sépare complètement de ceux qu'on rencontre chez les dégénérés.

Cullere et *G. Ballet* acceptent l'avis de Magnan, mais sans être aussi exclusifs cependant.

En Allemagne, où cette question a soulevé aussi de nombreuses controverses, les noms les plus divers ont été donnés aux différents délires de persécution, et l'opinion la plus répandue au sujet de leur origine est celle qui les rattache à une prédisposition héréditaire.

Snell, en 1865, décrit un délire systématisé qu'il appelle *primare Wahnsinn*.

Sander (1868) en décrit un autre qu'il désigne sous le terme de *Verrücktheit originare*, qu'il fait remonter jusqu'à l'enfance et qu'il ne trouve que chez des individus anormaux.

Westphall (1878), en plus des deux formes que décrivent les auteurs précédents et dont il fait des formes chroniques, en crée une troisième, aiguë, et les réunit sous la dénomination de *Verrücktheit.*

Krafft-Ebing (1879) emploie le premier le terme *Paranoïa* pour désigner le délire systématisé progressif ; il ne lui reconnait pas de forme aiguë, mais deux formes chroniques : primitive et secondaire.

Kraepelin (1883), qui abonde dans le même sens, reprend la dénomination de *Verrücktheit.*

Mendel (1883) remet en honneur le terme *Paranoïa* ; il la divise en paranoïa primitive, aiguë et chronique et en paranoïa secondaire moins importante.

Schüle (1886) emploie de nouveau le nom de *Wahnsinn* de Snell, auprès de laquelle il place la *Verrücktheit originare* de Sander.

Parmi tous ces auteurs, *Sander*, *Westphall*, *Kraepelin*, *Mendel*, classent le délire systématisé originaire dans les psychoses dégénératives et ne reconnaissent aucune influence à l'hérédité dans les autres formes de délire de persécution.

Krafft-Ebing, au contraire, admet la dégénérescence dans toutes les variétés de paranoïa.

Schüle sert de trait d'union entre ces deux opinions. Pour lui, la Verrücktheit originare est une psychose dégénérative ; les autres formes de délire systématisé sont placées dans les cérébro-psychoses (cerveau invalide).

En Italie, où cette discussion n'a pas moins passionné les aliénistes, *Morselli* et *Buccola* (1884), *Tanzi* et *Riva* (1887), considérent comme dégénératives toutes les formes de paranoïa.

Amadei et *Tonnini* (1883) décrivent deux formes de

paranoïa : l'une dégénérative, l'autre psychoneurotique ; cette dernière étant curable.

Raggi (1884) place la paranoïa absolument en dehors des psychoses dégénératives.

En Portugal, J. de Mattos reconnaît dans l'origine de la paranoïa l'influence prépondérante de l'hérédité.

Enfin, *Westphall, Arndt* (1883), *Salgo, Narselli, Tamburini, Tanzi, Riva*, etc.... considèrent les idées fixes comme des formes de paranoïa (paranoïa abortive, rudimentaire).

Il est facile de voir, par ce rapide exposé, que les opinions sur les rapports du délire de persécution et de la dégénérescence sont encore bien divergentes. Tandis qu'en France, avec Magnan, les auteurs aliénistes n'admettent à l'hérédité qu'un faible rôle dans l'étiologie du délire systématisé progressif, en Allemagne et en Italie, au contraire, la plupart affirment qu'il est fonction de dégénérescence

Nous nous rangeons à cette dernière opinion, et nous espérons pouvoir démontrer, dans un prochain chapitre, que si cette manière de voir n'est pas généraralement admise en France, cela tient surtout à ce que la recherche des antécédents héréditaires n'est pas poussée assez haut dans l'ascendance des persécutés. Du reste notre étude de l'étiologie de l'idée de persécution, des conditions d'éclosion de l'idée délirante de persécution nous semblerait devoir élucider déjà cette question.

CHAPITRE II

Origine et rapports psychiques de l'idée de persécution

Le dégénéré inférieur ayant un niveau intellectuel peu élevé ne possède pas, ou possède à l'état rudimentaire, les facultés de jugement et de raisonnement. Il en résulte que les instincts, qui prédominent surtout chez lui, ne subissent aucun contrôle modérateur et qu'aucun sens moral n'intervient dans ses actes qui tendent tous à la satisfaction de ses appétits et de ses besoins.

L'imbécile (ou l'idiot) n'a qu'une conscience très relative du bien et du mal ; il ne peut comprendre les besoins des individus qui l'entourent et le lien étroit qui les unit aux siens; aussi manque-t-il absolument de sentiments altruistes. Il ne vit que pour lui seul, dans l'individualisme le plus complet, étranger aux conséquences que peut entraîner la satisfaction de ses besoins personnels.

Si parfois on rencontre chez ces dégénérés inférieurs quelques sentiments qui paraissent altruistes, ces sentiments, toujours très rudimentaires, ne sont encore que la conséquence de l'égotisme qui forme le fonds de leur caractère. L'imbécile et l'idiot peuvent manifester une certaine affection pour les personnes qui s'intéressent à leurs besoins, qui se soumettent à leurs caprices, qui, en général, leur permettent de donner satisfaction aux sollicitations adressées à leurs instincts. S'il est gourmand, et l'imbécile l'est souvent, il aime, à sa manière, les gens qui bourrent ses poches de friandises; s'il est coquet, il s'attache à celles qui le couvrent de rubans. Il caresse ces personnes quand elles sont près de lui, leur sourit quand il les aperçoit; mais elles sont vite oubliées, et ce n'est jamais absolument spontanément, ou de façon désintéressée, qu'il manifeste de l'affection. Ces sentiments altruistes rudimentaires ne sont pas la conséquence d'un sentiment de reconnaissance, mais plutôt le résultat d'une satisfaction égoïste.

Mais qu'on vienne à s'opposer aux caprices de l'imbécile ou de l'idiot, qu'on refuse de réaliser ses désirs; alors ce ne sont que plaintes et récriminations; il attache une importance démesurée à cette résistance et manifeste ouvertement son mécontentement par une réaction d'autant plus violente que son instinct avait été plus vivement sollicité; cris, pleurs, accès de colère, coups, pourront se succéder tant qu'il n'aura pas obtenu satisfaction. Mais il garde rancune à la personne qui lui a fait opposition. Elle lui sera désormais antipathique sinon ennemie et il s'en éloignera autant qu'il le pourra; il évitera sa rencontre, ne sollicitera plus d'elle aucune faveur, la considérera comme quelque chose de dangereux dont il devra s'écarter, comme il s'écarte du feu qui brûle ou du chien qui mord.

Ce n'est pas déjà là l'idée de persécution; le niveau intellectuel du dégénéré inférieur est trop peu élevé pour lui permettre de donner à ses sentiments une telle précision. Il a seulement la sensation qu'une individualité lui est supérieure en force et en volonté et qu'il trouvera toujours près d'elle opposition à ses caprices. Lui qui, en raison de son égocentrisme, croyait pouvoir ne vivre que pour lui seul et ne rencontrer aucun obstacle à la réalisation de ses désirs, se heurte à une volonté plus forte que la sienne; cette volonté est donc contraire à son « moi », à son égotisme et il devra désormais l'éviter. C'est déjà une tendance à la méfiance, à l'idée de persécution qui ne se manifeste pas par des accusations plus ou moins motivées, mais par une attitude spéciale à l'égard de la personne qui en est l'objet, par une rancune et une mentalité particulières tendant à l'idée de persécution qui contiennent, à l'état latent, l'idée de persécution, et n'auraient besoin, pour la donner, que d'un léger progrès dans le développement de l'intelligence.

Ce développement intellectuel plus avancé, on le trouve chez les débiles mentaux. Mais, en raison même de ce fait que leur niveau intellectuel est encore inférieur à la normale, en raison de leur débilité mentale elle-même, les sentiments égotiques prédominent aussi chez eux d'une façon anormale et tous leurs autres défauts : paresse, gourmandise, coquetterie, orgueil, lâcheté, etc..., sont autant de formes par lesquelles se révèle leur égotisme.

Aussi, comme chez les dégénérés inférieurs, tout ce qui fait obstacle à la satisfaction des caprices que leur dictent ces défauts est aussi considéré par eux comme hostile à leur individualisme. Mais, comme leur niveau intellectuel est plus élevé, la manifestation psychique par laquelle ils représentent cette opposition prend une forme plus précise, c'est l'idée de persécution manifeste, ou tout au moins une tendance plus nettement marquée à l'idée de persécution. Les plaintes, les récriminations, les accusations, les idées de vengeance par lesquelles se manifestent leurs sentiments ont déjà un but, une forme, trouvent déjà un fonds d'apparence logique.

Chez les dégénérés supérieurs, l'égotisme prend aussi une place prépondérante. « Un égoïsme féroce allié à un orgueil sans bornes, l'envie, la malveillance, une inconscience complète des devoirs sociaux, toute la série des difformités morales se donnent ici rendez-vous (1) ».

Il est évident que chez eux aussi, quand un obstacle quelconque vient faire échec à leurs sentiments égotiques, l'idée de persécution ou la méfiance apparaissent comme conséquences inévitables de cette opposition.

L'idée de persécution est donc le résultat de la prédominance de l'égotisme Or, nous venons de le voir, un égotisme anormal caractérise tous les dégénérés et est la conséquence d'une certaine débilité mentale. Evidente, chez le dégénéré inférieur, cette débilité mentale apparaît moins nettement chez le dégénéré supérieur, mais elle n'en existe pas moins. Si, en effet, le dégénéré supérieur présente parfois des facultés brillantes, qui pourraient en imposer pour un niveau intellectuel supérieur à la normale, s'il a par exemple

(1) Magnan. — Leçons cliniques sur les maladies mentales (3e leçon sur les délires systématisés dans les psychoses).

une mémoire prodigieuse, une facilité de calcul étonnante, des aptitudes exceptionnelles pour telle ou telle profession, à côté de ces « hypertrophies psychiques », d'autres facultés sont souvent très inférieures, comme si « la dégénération avait creusé comme des trous dans leur substance pensante (1) », et qui accusent ainsi une débilité mentale partielle, nouvelle preuve de leur origine dégénérative.

Il résulte de cette association de l'idée de persécution avec une certaine débilité mentale qui peut seule expliquer la prédominance très marquée des sentiments égotiques, que *l'idée de persécution peut être considérée comme un stigmate psychique de dégénérescence.*

Elle existe plus ou moins accusée, plus ou moins dissimulée suivant que la note psychique du dégénéré est plus ou moins élevée. Chez le dégénéré inférieur, les plaintes, récriminations, accusations fausses apparaissent dès le moment où les sentiments égotiques se sont heurtés à une résistance ; la réaction est immédiate, la tendance à l'idée de persécution est aussitôt manifeste. Chez le dégénéré supérieur, en raison de son intelligence plus développée par certains côtés, elle apparaît moins rapidement. Elle n'en existe pas moins et se retrouve dans le caractère méfiant, soupçonneux, dans les idées de vengeance, de jalousie qu'on rencontre fréquemment chez lui.

En conséquence, il est naturel qu'elle soit longtemps dissimulée chez le paranoïaque primitif, que nous voulons ranger parmi les dégénérés supérieurs et qui,

---

(1) Magnan. — Leçons cliniques sur les maladies mentales (3me leçon sur les délires systématisés dans les psychoses).

comme ceux-ci, possède une note psychique relativement élevée qui lui permet de dissimuler assez longtemps, de ne manifester des idées de persécution qu'après une longue période de lutte intérieure, pendant laquelle il cherche à raisonner ses sensations avant de se plaindre ouvertement des persécutions dont il se croit l'objet. Mais, dès qu'elle s'est affirmée, l'idée de persécution du paranoïaque primitif prend une place prépondérante dans son délire. Il la raisonne, la discute d'une façon logique, l'appuie sur un grand nombre de preuves, lui donne une apparence de logique incontestable, et cela en raison de ses qualités intellectuelles relativement élevées. D'ailleurs le délirant systématique ne présente guère de troubles mentaux qu'à l'âge adulte, c'est-à-dire déjà à une période avancée de la vie, ce qui implique une supériorité évidente dans sa mentalité.

CHAPITRE III

Dans les folies où l'hérédité joue le rôle essentiel, apparaît très saillante l'idée de persécution.

Nous avons vu dans le chapitre précédent que la tendance à l'idée de persécution est fonction de dégénérescence. Nous allons démontrer qu'en effet, dans toute psychose où l'hérédité joue le rôle essentiel, apparaît très saillante l'idée de persécution.

Bien avant l'apparition des premiers troubles mentaux bruyants ou délirants, l'hérédité se révèle déjà dans le caractère du malade par la tendance à l'idée de persécution ; et il suffit qu'une cause occasionnelle quelconque détermine l'éclosion d'un accès d'aliénation mentale pour que dans la symptomatologie apparaissent très manifestement, et en général assez rapidement, l'idée de persécution ou une tendance très marquée à l'idée de persécution qui sont là comme le sceau de la dégénérescence.

Au contraire, dans une psychose quelconque pour laquelle on ne peut invoquer aucune cause dégénérative, dont le casier héréditaire est vierge de toute tare, on ne trouve pas l'idée délirante de persécution.

Nous avons recueilli, dans les chapitres suivants, quelques observations prises au hasard parmi celles qui contenaient des renseignements sérieux sur les antécédents. Nous observerons d'une part les aliénations mentales d'origine dégénérative dans lesquelles nous trouverons l'idée de persécution ; d'autre part, les psychoses dues à une auto-infection ou une auto-intoxication, sans tare originelle, et dans la symptomatologie desquelles on pourra remarquer l'absence même d'une tendance un peu accusée à l'idée de persécution ; et en troisième lieu, les vésanies où les deux causes sont associées, hérédité et auto-infection ou auto-intoxication, et dans lesquelles, parallèlement aux troubles dus aux causes physiques, apparaîtra saillante l'idée de persécution comme conséquence de la tare héréditaire.

Nous avons, bien entendu, négligé le délire de persécution dit des dégénérés sur l'étiologie duquel tous les aliénistes sont d'accord comme l'indiquent suffisamment les dénominations admises pour le désigner.

A. — Excitation maniaque rémittente

OBSERVATION I

Mademoiselle A..., 51 ans, a reçu facilement une instruction primaire supérieure. Fille de cultivateurs-propriétaires, elle a vécu dans une certaine aisance. Elle a toujours eu un *caractère bizarre,* était *très intéressée.* Dès l'âge de 15 ans, au moment de la puberté, elle présente des troubles mentaux guéris au bout de quelques mois. Depuis cette époque, elle a eu, à plusieurs reprises, des accès d'aliénation mentale de courte durée et sans gravité.

A la suite de la mort de ses parents, elle gère ses biens en compagnie de sa sœur moins âgée qu'elle de quatre ans. Celle-ci, qui présente aussi un caractère bizarre et qui a déjà fait un séjour à Maréville, s'accordait difficilement avec la malade, d'où de fréquentes querelles, menaces, etc... L'état mental de

Mademoiselle A... s'étant aggravé à la suite de l'établissement de la ménopause, elle doit être internée à l'asile de Maréville, où elle entre avec le diagnostic de manie chronique.

Elle est en effet très loquace, très mobile, désordonnée dans ses actes, criarde, et manifeste des idées de persécution. Dans les moments de calme, ces idées de persécution apparaissent assez fixes ; elle accuse les habitants de son pays de l'avoir injuriée quand ils passaient près d'elle ; elle sentait, dit elle, qu'on la méprisait, qu'on la regardait de travers ; mais ses récriminations s'adressent surtout à sa sœur. Elle l'accuse de l'avoir fait interner afin d'être seule à gérer leurs propriétés et à profiter des bénéfices, de s'être débarrassée d'elle, en un mot, pour tirer seule profit de leur fortune commune. Quand on lui parle de sa sœur, Mademoiselle A... répond par des insinuations malveillantes à son égard ; elle ne manifeste aucun sentiment affectif pour elle, déclare qu'après tout elle est aussi heureuse seule à Maréville, que si elle était près d'elle, parce que, dit-elle, « nous ne pourrions jamais nous accorder ensemble ».

Le père de Mademoiselle A... est *mort à la suite de trois hémorrhagies cérébrales*. Un *oncle maternel* a été *interné à Maréville* et y est mort. La *sœur* de la malade présente des *troubles mentaux*.

Mlle A... a donc une prédisposition héréditaire directe et collatérale. Dans son jeune âge elle a un caractère fantasque ; plusieurs accès d'aliénation mentale subaiguë précèdent son internement à Maréville ; ce sont de simples accès de manie ; mais dès qu'elle rencontre un obstacle à ses sentiments égotiques (ingérence de sa sœur dans l'administration de ses propriétés), apparaissent manifestement les idées de persécution.

Avarice impliquant égotisme, cette femme s'est montrès égoïste dès l'adolescence et ce caractère précoce bien apparent pour les personnes qui l'ont connue jadis, se montre toujours bien saillant durant les rémissions parfois assez longues que nous observons ; elle est soupçonneuse, méfiante, et s'il survient une cause de retard dans la réalisation de quelque désir, l'expression d'une idée de persécution arrive bientôt.

OBSERVATION II

Madame P..., âgée de 41 ans, a toujours eu un *caractère vif*, elle avait des habitudes religieuses très marquées. Bonne ouvrière, elle avait pu amasser quelqu'argent avec lequel elle avait acheté une maison, et vivait dans une certaine aisance en compagnie d'une nièce. Son mari, alcoolique, l'avait quittée une dizaine d'années après leur mariage. Elle avait été déjà soignée pour un accès d'aliénation mentale à l'hôpital de V... en 1898.

Deux mois avant son admission à l'asile de Maréville, elle présenta de nouveau des troubles mentaux : elle se disputait sans motif avec sa nièce, l'injuriait, la frappait, la traînait à terre par les cheveux, allumait du papier dans sa chambre en criant : « voilà Jeanne d'Arc qui brûle », lançait son mobilier par la fenêtre, etc...

Lors de son entrée à l'asile, en mai 1904, elle présente de l'excitation maniaque avec loquacité, mobilité incessante, interprétations puériles, hallucinations et illusions multiples et idées de persécution qui s'affirment surtout dans les moments de rémission ; elle accuse alors certaines personnes de son village d'être jalouses de sa situation assez aisée, de vouloir lui enlever la propriété de sa maison ; elle accuse en particulier deux maçons à qui elle avait demandé de blanchir cette maison, de traîner leur travail en longueur, de façon à se l'approprier. On était jaloux du peu d'argent qu'elle avait pu amasser à force de privations ; elle battait sa nièce, dit-elle, parce que celle-ci, qu'elle avait recueillie, ne lui payait pas sa pension et ne lui rapportait pas l'argent qu'elle gagnait à l'usine. C'est pour frustrer les espérances de ses ennemis qu'elle jetait ses meubles par la fenêtre et voulait mettre le feu à sa maison.

Les symptômes d'excitation maniaque s'améliorent rapidement et Madame P... sort en août 1904. Il lui reste encore une sorte d'obnubilation intellectuelle (expression d'un certain degré de débilité mentale) qui l'empêche de se rendre nettement compte de sa situation et de la puérilité de ses idées de persécution.

Le *père* de Madame P... était *alcoolique ; une de ses sœurs* est *morte aliénée à Maréville.*

Mme P..., a donc des antécédents héréditaires la prédisposant en quelque sorte aux idées de persécution. Ces idées de persécution apparaissent dès que ses sentiments égotiques (possession d'une maison, espoir d'un gain plus grand par le payement de la pension de sa nièce) ont trouvé opposition (refus de la nièce de rapporter l'argent de son travail). Si la malade est revenue à son état normal antérieur, il est fort probable, en raison surtout d'un premier accès d'aliénation mentale qu'elle a eu en 1898, et de l'égotisme manifestement prédominant, qu'une rechute se produira et qu'elle nous reviendra encore avec des idées de persécution.

OBSERVATION III

Mme J..., 46 ans, a toujours été d'un *caractère vif, nerveux, très impressionnable*. D'une origine plutôt modeste, elle s'est mariée avec un commerçant qui lui a donné une aisance à laquelle elle n'était pas accoutumée. Fille d'ouvriers, en effet, elle avait été obligée de travailler quotidiennement jusqu'au jour de son mariage. A cette époque, elle voulut jouer à la grande dame, eut une bonne, fit des visites et en reçut, et se eût une situation plus élevée que celle que son mari occupait réellement. Celui-ci, d'ailleurs, très épris de sa femme, obéissait à tous ses caprices et flattait son orgueil.

Quinze jours avant son entrée à l'asile de Maréville, à la suite de tracas occasionnés par des affaires de famille assez embrouillées consécutives à un héritage, Madame J... présente des troubles mentaux : excitation maniaque avec des idées de persécution, divagations ambitieuses et érotiques, exagération du sentiment de la personnalité, insomnie, etc...

Elle accuse ses voisins de jalouser la situation commerciale de son mari, ses parents de vouloir lui enlever la part de l'héritage qui lui revient ; elle va même chez un de ses cousins lui reprocher la conduite de sa femme envers elle ; elle se prétend calomniée et insultée par toutes les personnes qu'elle rencontre.

Actuellement, deux ans après son admission, la malade présente de l'excitation subaiguë à intervalles variables ; elle est incohérente, désordonnée dans sa tenue, parfois malpropre. Elle ne manifeste aucun sentiment affectif et présente encore quelques vagues idées de persécution, accuse ses parents de l'avoir internée pour se débarrasser d'elle.

Le *père* de la malade a été *interné à Maréville* il y a plusieurs années.

Descendante directe d'aliéné, Mme J... a présenté des idées de persécution au moment où ses sentiments égoïstes (héritage, situation matérielle améliorée) ont rencontré un obstacle (partage contesté de l'héritage, jalousie des parents) ; ces idées de persécution persistent au milieu de l'incohérence des propos et de l'excitation que la malade présente encore deux ans après son entrée dans le service.

Ces trois malades ont donc une prédisposition héréditaire, directe ou collatérale ; elles sont descendantes de nerveux, d'alcoolique ou de vésanique, ou sœurs d'aliénées.

Elles possèdent, avant l'éclosion des troubles mentaux, un caractère spécial dans lequel, en dehors d'une nervosité et d'une impressionnabilité particulières, prédomine une note d'égoïsme. Elles sont ou orgueilleuses, ou très intéressées, ou méfiantes et soupçonneuses; elles manifestent peu de sentiments affectifs, parfois même une certaine aversion non fondée à l'égard de leurs parents. Leur caractère contient évidemment à l'état latent l'idée de persécution et il suffit de bien faibles contrariétés pour que l'idée de persécution se révèle manifestement. Elles accusent soit leurs parents, soit leurs voisins, se croient calomniées, injuriées, en butte à la jalousie et au mauvais vouloir des autres et l'excitation maniaque s'accompagne de récriminations plus ou moins incohérentes qui sont réactions d'idées de persécution.

Ces idées de persécution, naturellement plus apparentes dans un accès de manie, ne disparaissent pas complètement, que la maladie soit en rémission ou qu'elle passe à l'état chronique. Dans le premier cas persiste encore le caractère habituellement méfiant et soupçonneux de la malade, dans le second cas, les idées de persécution s'accusent encore par les récriminations qui subsistent malgré l'incohérence des idées.

B. — Folie circulaire

La nature dégénérative de la folie circulaire n'est contestée par aucun aliéniste. Il est donc naturel qu'on y rencontre l'idée de persécution, plus ou moins accusée suivant les périodes, un peu masquée parfois par un délire soit mélancolique, soit expansif, mais reparaissant dès que revient une période semblable à la période dans laquelle elle s'était surtout révélée.

OBSERVATION IV

Madame B... a toujours eu un caractère très doux ; elle était *très impressionnable, scrupuleuse à l'excès, très dévote.* En 1866, elle présente des symptômes de lypémanie qui guérissent au bout de quelques mois de traitement à l'hôpital de X... Cette aliénation mentale s'était déclarée à la suite d'un accouchement suivi d'un allaitement de dix mois, qui avait beaucoup affaibli la malade.

En 1874, son mari qui était jardinier quitte sa place pour prendre un commerce à son compte. A la suite de ce changement de condition, Madame B... éprouve de vives contrariétés, est tourmentée par toutes sortes de préoccupations, voit l'avenir se présenter sous les couleurs les plus sombres. Elle se figure d'abord qu'elle n'est plus bonne à rien, qu'elle ne peut plus être utile ni à son mari, ni à son enfant : « Mon Dieu ! que je suis malheureuse, je ne puis plus rien faire pour vous, je voudrais être morte », gémissait-elle, et elle ajoutait : « J'ai été guérie une première fois, mais cette fois je ne guérirai pas, je le sens bien, c'est comme un sort jeté sur moi ». Un matin, elle disparaît ; son mari la cherche pendant deux jours et la retrouve cachée dans une armoire, où elle voulait se laisser mourir de faim.

Mise en traitement à Maréville à la suite de cette tentative de suicide, elle arrive dans un état de dépression assez accusée. Pourtant elle se rend parfaitement compte de son état, ne comprend pas comment elle a pu avoir de pareilles idées alors que personne ni rien ne l'y engageait et qu'elle n'avait pas d'hallucinations impératives ; elle aurait au contraire pu être heureuse puisque son mari faisait de bonnes affaires. Mais elle était irrésistiblement poussée au suicide et avait passé en revue tous les genres de mort avant de s'arrêter à l'inanition. Elle raconte elle même que, depuis quelques mois, elle s'occupait avec moins de courage de son ménage et de son enfant, qu'elle devenait triste et souffrait de violents maux de tête. Un mois après son entrée, elle est retirée par son mari dans le même état de mélancolie avec idées de suicide très manifestes.

Madame B... rentre à Maréville en 1893 à la suite de violences qu'elle a exercées sur son mari et sur son fils qu'elle accuse de lui vouloir du mal. A l'entrée, elle est loquace, très mobile, manifeste des tendances à la violence. Elle présente un délire de persécution assez intense. Elle accuse son mari et son fils de l'avoir fait interner par méchanceté; son mari, qui la trompe, et son fils, complice, cherchent à se débarrasser d'elle pour pouvoir vivre à leur guise. Pendant plusieurs mois la malade manifeste la même animosité envers sa famille. Elle est loquace, très irritable, réclameuse, porte des accusations mensongères contre les personnes qui la soignent, récrimine constamment; elle a parfois des rires non motivés. Elle ne paraît pas avoir d'hallucinations sensorielles. Au bout de six mois de traitement, une amélioration très sensible se produit; les idées de persécution disparaissent, Madame B... devient plus facile à diriger, s'occupe, manifeste des sentiments affectifs normaux et rentre dans sa famille très améliorée.

Elle est de nouveau placée à Maréville en 1898. Elle présente encore des symptômes d'excitation maniaque: agitation incessante, loquacité intarissable et parfois incohérente ou au moins puérile et des idées de persécution non systématisées. Elle reproche à son mari d'être brutal, de l'avoir mordue plusieurs fois, de l'avoir sequestrée dans une chambre dont la porte et les fenêtres étaient barricadées à l'aide de grosses barres de fer. Mme B... récrimine fréquemment, ne peut supporter aucune contrariété. Cet état s'améliore assez sensiblement au bout de quinze jours de traitement, mais l'amélioration reste stationnaire pendant plusieurs mois, avec, de temps en temps, des rechutes de courte durée. La malade rentre chez elle après un séjour de huit mois à l'asile.

Pendant trois ans, Madame B... paraît normale, s'occupe régulièrement de son ménage et de ses affaires, mais en 1901, elle s'assombrit peu à peu, refuse de sortir, s'enferme dans sa chambre, s'alimente très irrégulièrement sous l'influence d'idées de ruine et de misère. Elle demandait à sa famille qu'on la laissât mourir de faim puisqu'elle ne possédait plus rien et qu'elle était à charge à ses parents. Elle sortit brusquement de cet état au bout de quelques mois et devint d'abord querelleuse, cherchant noise à tout le monde, se plaignant de tout, insultant les passants. Puis elle fut en proie à une vive agitation ; elle était loquace, très mobile, insupportable, méchante, moqueuse, parfois érotique.

C'est dans cet état qu'elle rentre à Maréville en juillet 1902, avec excitation cérébrale continuelle, loquacité, plaintes, récriminations, accusations contre les personnes qui l'entourent. Elle accuse son mari d'avoir été violent à son égard et veut se séparer de lui à l'instant. Quelques jours après, Madame B... est moins turbulente, moins réclameuse, mais encore loquace et irritable. Pendant quelques mois elle se maintient dans la même situation et sort un peu améliorée sur une demande de sa famille. A sa sortie, elle a encore une tendance très marquée à se croire persécutée, elle est bavarde, irritable, moqueuse ; en somme, non guérie.

D'après les renseignements fournis par le fils, la maladie de Madame B... aurait une forme circulaire dont les périodes seraient alternativement : agitation — état normal — dépression, etc... Avant chaque entrée à Maréville, la malade était déprimée pendant longtemps, parfois pendant près d'un an, puis elle s'agitait subitement. Elle sortait de l'asile assez calme, dans un état mental satisfaisant. Elle n'a fait dans les maisons de santé que cinq séjours, mais elle a eu chez elle des accès d'agitation qui n'ont pas nécessité la mise en traitement dans un asile.

Le *père* de Madame B... est mort en *démence paralytique*. Elle porte plusieurs *signes physiques de dégénérescence* : lobule des oreilles sessile, voûte palatine ogivale, irrégularités du crâne.

La forme circulaire de l'aliénation de Mme B... et les nombreuses atteintes qu'elle a eues permettraient seules déjà d'invoquer une influence dégénérative. Il est à remarquer que l'idée de persécution apparait dans chaque période d'agitation, idée de persécution très marquée et provoquant des réactions multiples : violences contre son mari et son enfant, récriminations incessantes, accusations non motivées. Quand la malade quitte l'asile pour la dernière fois, elle est âgée de soixante-sept ans ; ses facultés intellectuelles sont affaiblies, mais elle conserve cependant une tendance marquée à l'idée de persécution ; elle est méfiante, elle reste surtout égoïste, ne manifeste spontanément que des sentiments affectifs qui semblent exprimés dans un but intéressé (désir de quitter l'établissement).

OBSERVATION V

Mme G... a toujours été *très nerveuse, craintive, scrupuleuse à l'excès, impressionnable, constamment tourmentée.* Elle se livrait à des *pratiques religieuses exagérées.* En 1895, à la suite d'un incendie dont la vue l'avait très vivement affectée, elle resta deux jours sans parler, se mit au lit pendant quelque temps, agitée de tremblements convulsifs. En fin 1900, elle était très tourmentée par un procès commencé deux ans auparavant et qui durait encore ; le départ de son fils en apprentissage, en novembre 1900, lui causa beaucoup de chagrin ; enfin, accouchée en juin 1900 (accouchement pénible, rupture prématurée des membranes, travail long, hémorrhagies pendant la grossesse), elle nourrissait encore quand, six mois après, le 27 décembre 1900, elle présente subitement des troubles mentaux. Jusqu'à son entrée à l'asile de Maréville (16 janvier 1901), la maladie est caractérisée par des périodes de dépression, d'excitation et de rémission.

Au moment de son admission, Mme G... présente surtout de la confusion mentale; ses réponses sont tardives, lentes; elle semble désorientée, est toute étonnée d'apprendre qu'elle est au 17 janvier 1901, alors qu'elle se croyait être quelques jours après Noël. Elle est sous l'influence d'hallucinations de la vue et de l'ouïe qui lui donnent des frayeurs. Elle dort peu, crie ou chante parfois pendant la nuit. Quinze jours après, la confusion est toujours assez prononcée; sous l'influence de phobies, la malade se frappe la tête contre les murs, refuse les aliments; elle manifeste des idées assez vagues de culpabilité et d'indignité. Ces idées deviennent bientôt plus précises; elle se lamente, se plaint en s'accusant d'avoir ruiné sa famille, d'être la cause des malheurs de tous ceux qui l'entourent. Elle se cache la tête dans les mains et pleure, en proie au plus grand désespoir. Elle se frappe elle-même, refuse de s'alimenter. Parfois elle se rend vaguement compte de sa situation, mais ces rémissions sont toujours de courte durée et sont suivies de périodes de dépression profonde ou d'excitation sous l'influence de phobies d'ordre mélancolique. En même temps la santé physique laisse beaucoup à désirer : les muqueuses et la peau ont une teinte subictérique qui accuse une altération dans les fonctions du foie.

Au mois d'avril 1901, à la réception d'une lettre de ses parents, Mme G... devient plus calme. Elle demande, sans gémir, à rentrer dans sa famille; elle s'occupe régulièrement, s'alimente facilement, dort mieux.

Au bout de quelques jours, nouvelle période de dépression. La malade est de nouveau confuse, se roule à terre, rit sans motif, refuse de s'occuper. Les idées d'indignité et de culpabilité réapparaissent; elle écrit à son mari : « Nous sommes indignes de la bonté de Dieu, nous n'avons pas soin de notre ménage, ni de nos affaires, nous devons expier nos fautes. »

A cet état mélancolique succède, en juin, une période d'excitation pendant laquelle la malade insulte les infirmières, résiste aux personnes qui veulent la déplacer, ne peut fixer son attention, s'agite facilement, refuse de s'alimenter. Elle manifeste en même temps des idées de persécution : « On veut se débarrasser de moi, vous êtes tous des misérables ! » Les hallucinations de l'ouïe sont intenses, la malade s'entend accuser de nombreux méfaits ; on l'injurie, on lui annonce qu'on va la faire mourir, qu'on va l'empoisonner.

En juillet, période de dépression. Madame G... très troublée, très confuse, ne répond à aucune question, se cache dans son lit, semble hébétée, a des alternances de rires et de pleurs non motivés, ne s'occupe pas.

Huit jours après, agitation très vive. La malade s'excite dès qu'on lui adresse la parole ; elle est très irritable et manifeste des idées de persécution très accusées. Elle traite les personnes de son entourage de canailles, de gredins, etc... ; elle entend des menaces de mort, d'empoisonnement, a des tendances à la violence.

Les périodes d'agitation et de dépression alternent ainsi jusqu'en décembre, époque à laquelle Madame G... est transférée, dans une période d'excitation, dans un asile étranger. L'état physique n'a subi aucune amélioration.

La famille de Madame G... n'avoue aucun antécédent héréditaire, mais celle-ci nous dit, dans un moment de rémission, que son *père était buveur, souvent ivre* et violent pendant ses ivresses. La malade a d'ailleurs une *asymétrie faciale assez marquée* et une *implantation vicieuse des dents*.

L'accouchement et l'allaitement prolongé de son enfant ont déterminé chez Mme G... des troubles dans la santé physique qui se traduisent par une altération dans la fonction hépatique. A cette cause toxi-infectieuse se sont ajoutés des ennuis et des tracas qui ont aussi contribué à déterminer l'aliénation mentale caractérisée par des troubles périodiques alternant assez régulièrement sinon comme durée, au moins comme forme et comme couleur, et au milieu desquels on distingue souvent l'idée de persécution qui vient en quelque sorte attester qu'ils ne sont pas uniquement le résultat d'une auto-intoxication, mais qu'une tare dégénérative joue aussi un rôle pathogénique.

OBSERVATION VI

Telle de nos circulaires, la veuve G... qui présente des alternances de longues périodes (deux années et plus) de dépression physique extrême (inertie et mutisme) et d'excitation très vive à laquelle succède une phase relativement courte de lucidité, manifeste dans les périodes d'excitation une prédominance d'idées de persécution très bruyamment accusées par des récriminations grossières, des accusations fausses, etc...

OBSERVATION VII

Telle autre, J. G.... montre des idées de persécution dans toutes les périodes : lucidité relative, dépression ou excitation ; mais elles prédominent surtout pendant la période de dépression qui est pour ainsi dire une période de persécution durant laquelle elle prend en aversion toutes les personnes auxquelles elle témoigne une affection exagérée pendant la période d'excitation.

OBSERVATION VIII

Il en est de même chez une troisième circulaire du service, M. F..., qui présente successivement une période de dépression avec idées de persécution, irritabilité, aversion pour toutes les personnes qui l'entourent, et une période d'expansion, d'excitation psychique, dans laquelle les idées de persécution persistent, mais reléguées au second plan par des idées ambitieuses, des idées de satisfaction et des manifestations bruyantes d'une hyperaffectivité pour toutes les personnes auxquelles elle témoignait de l'aversion pendant la période précédente.

Chez toutes ces malades, comme du reste chez toutes les circulaires à périodes bien accusées, existe une tare nerveuse originelle.

Il est inutile de multiplier les exemples tous analogues à ceux que nous venons de citer.

Dans les deux premières de ces observations, nous retrouvons ce caractère nerveux, impressionnable, mystique qui implique déjà la présence d'une tare héréditaire. Des ennuis, des tracas, un affaiblissement de la santé physique mettent ces malades déjà prédisposées dans un état d'infériorité mentale, et la folie éclate.

Certaines de ces malades présentent des idées de persécution dans toutes les phases de la maladie ; mais la prédominance de ces idées délirantes est surtout manifeste dans l'une de ces phases. Si Mme B.... par exemple, dit dans une période de dépression qu'elle « sent comme un sort jeté sur elle », si donc elle a une tendance à se croire victime d'ennemis qu'elle ne peut préciser, c'est surtout dans les périodes d'excitation qu'elle est persécutée et qu'elle porte des accusations fausses contre parents et voisins.

Pour les autres, les idées de persécution accompagnent soit les périodes de dépression et se traduisent par de l'aversion pour les personnes qui les entourent, soit dans les périodes d'excitation, et ce ne sont alors qu'insultes souvent grossières, récriminations, accusations fausses manifestées bruyamment, parfois à l'égard de personnes que, pendant les périodes de calme relatif, ces malades accablent de protestations d'amitié et de dévouement.

Donc présence nettement manifeste d'idées de persécution dans une phase quelconque de la folie circulaire, forme typique d'aliénation mentale due à une tare héréditaire.

C. — Mélancolie dite à délire de persécution.

Les idées de persécution dans l'aliénation mentale à forme mélancolique ont ce caractère spécial d'être centrifuges. Le mélancolique persécuté n'est pas une victime dans sa propre personnalité, mais dans celle de ses proches ; il craint plus pour eux que pour lui-même.

On va voir, par les exemples suivants, que cette forme de mélancolie se rencontre encore chez des dégénérés.

OBSERVATION IX

Madame M..., âgée de 40 ans, a toujours été *méfiante, très jalouse*. Elle accusait souvent son mari de la tromper et lui faisait de fréquentes scènes de ménage. Ces scènes étaient d'autant plus fréquentes que, mariée à un gendarme, elle habitait une caserne en compagnie de plusieurs ménages.

Au mois de novembre 1903, son mari remarqua des symptômes d'aliénation mentale chez sa femme. Elle entendait à travers les cloisons ses voisins comploter contre elle, l'accuser d'être une médisante, répandre des calomnies sur son compte, etc.. Après deux tentatives de suicide par submersion qu'elle fit pour échapper à ses ennemis, elle fut mise en observation à l'hôpital de ..., puis envoyée à l'asile de Maréville.

A son entrée (11 décembre 1903), Madame M... est très déprimée ; elle gémit, se lamente, se plaint, pleure fréquemment, dort peu. Elle manifeste des idées de persécution très accusées et elle craint pour son mari et surtout pour son enfant autant que pour elle-même. Elle raconte qu'un individu à qui son mari avait fait un procès la poursuivait de ses menaces, lui annonçait des souffrances horribles, voulait la voler, la faire brûler vive, lui ravir son enfant. Mais ce sont surtout les gendarmes, collègues de son mari, qui sont le plus acharnés après elle. Ils ont enlevé son enfant et l'ont caché dans un quartier de l'asile; là, ils le martyrisent; elle entend ses cris, ses appels, et cherche à tout moment à s'échapper de la salle où elle est enfermée pour aller le rejoindre. Son mari aussi est victime des manœuvres de ses ennemis; on intercepte les lettres qu'elle lui écrit et ses réponses sont falsifiées; on imite son écriture afin de cacher à sa femme qu'il est en prison, que son enfant est mort ou enfermé à Maréville. On lit dans son esprit, et avant qu'elle ait pu les exprimer, on répète ses pensées.

Au bout de quelques mois les idées de persécution et les hallucinations de l'ouïe persistent encore avec la même intensité. Elle ne croit plus cependant que son fils est enfermé à Maréville; mais elle suppose que ses ennemis font crier des enfants dans un quartier voisin afin de lui faire croire que c'est le sien qu'on martyrise. On fait parler des phonographes dans lesquels elle reconnaît la voix de ses parents.

En mai 1904, Madame M... ne paraît plus avoir d'hallucinations de l'ouïe. A la suite d'une visite de son mari, elle reconnaît l'inanité des craintes qu'elle avait eues pour sa vie et celle de son enfant. Le 15 mai, elle contracte une pleurésie; cette maladie incidente semble avoir eu une heureuse influence sur sa mentalité; Madame M... sort guérie le 29 mai 1904. (Guérison bien affirmée.)

Le *frère* de Madame M... a été *interné* pendant deux mois dans un asile de la Seine. Pas de signes physiques de dégénérescence.

Bien avant l'apparition des troubles mentaux, Mme M... avait un caractère qui la prédisposait aux idées de persécution. Sa méfiance et sa jalousie faisaient qu'elle vivait presque complètement isolée, et cette tendance à l'idée de persécution n'a fait que suivre une progression fatale vers un délire manifeste de persécution après une vive contrariété, injures et menaces, sans provocation, de la part de la femme d'un collègue de son mari. L'idée de persécution est venue caractériser surtout l'atteinte de mélancolie.

OBSERVATION X

Madame A..., 48 ans, a épousé à 23 ans un artiste que sa profession obligeait à de fréquents changements de résidence. Après avoir habité un assez grand nombre de villes, le ménage finit par se fixer à X... en 1890. En raison de nécessités professionnelles, son mari la laissait seule presque chaque soir et une partie de la journée. Néanmoins le ménage paraissait assez heureux.

Très impressionnable, timide surtout, *vivant à l'écart*, Madame A... était considérée par ses voisines comme *hautaine* et *dédaigneuse*, ce qui amena quelquefois des réflexions désobligeantes exprimées à haute voix et qu'elle put entendre. Elle a fait des abus d'éther qui peuvent expliquer les hallucinations parfois un peu terrifiantes qu'elle a présentées et qui semblent avoir déterminé les tentatives de suicide.

Le 10 juillet 1899, Madame A... présente des idées de persécution. Elle se croit poursuivie par des gendarmes lancés à sa poursuite sur la dénonciation de voisines qui l'accusaient de recéler chez elle des allumettes de contrebande. Pour leur échapper, elle commet plusieurs tentatives de suicide : le 17 juillet, elle tente de se couper la gorge à l'aide d'un rasoir ; quelques instants après, sa tentative ayant échoué, elle avale de l'eau de Javel et refuse les soins du médecin. Elle est alors mise en observation à l'hôpital de X..., puis placée à l'asile de Maréville.

A son arrivée à l'asile (10 août 1899), elle est déprimée, anxieuse, sous l'influence de préoccupations et de craintes imaginaires ; elle refuse les aliments, dort peu. Les idées de persécution sont moins nettes ; cependant la malade soupçonne ses ennemis de l'avoir fait interner. Elle a tenté de se suicider, dit-

elle, dans un moment d'égarement, à la suite de chagrins intimes. Son état s'améliore rapidement et elle est rendue à son mari après trois mois de traitement.

Elle reste un an calme, s'occupant régulièrement de son ménage, mais très impressionnable, vivant à l'écart, sans familiarité avec ses voisins, ayant cependant retrouvé près de son mari la tranquillité des premières années de son mariage, quand, subitement, en juin 1903, les idées délirantes reparaissent et Madame A... est en proie à un délire de persécution à apparence systématique, avec hallucinations de l'ouïe terrifiantes, illusions et interprétations délirantes, méfiance, émotivité exagérée, idées de suicide (elle voulait s'ouvrir les veines des bras). Elle est de nouveau internée à Maréville le 5 septembre 1903.

A son arrivée dans le service, Madame A... est anxieuse, très émotive, pleure dès qu'elle parle de ses malheurs qu'elle débite d'une voix saccadée par l'émotion. Elle cherche à s'isoler, fréquente peu avec ses compagnes, toute à son délire. Dès qu'on l'interroge, elle raconte son histoire avec volubilité ; elle en a fait plusieurs fois le récit par écrit et l'a adressé soit au médecin en chef, soit au Préfet, réclamant à tous aide et assistance contre ses ennemis. Ce délire n'a pas changé depuis deux ans que Madame A... est en traitement.

Nous extrayons d'un long rapport de vingt-six pages, adressé à M. le Préfet, le résumé suivant des malheurs de notre malade :

A la suite de plusieurs querelles avec sa propriétaire, Madame A... avait averti celle-ci qu'elle allait quitter le logement qu'elle occupait dans sa maison. C'est à partir de cette époque que commencèrent les persécutions dont elle fut l'objet. La propriétaire, avec qui elle vivait auparavant en bonne intelligence, s'allia avec plusieurs voisines pour rendre la vie insupportable à sa locataire. Au dire de celle-ci, il se forma un complot contre elle et son mari. Ses ennemis se réunissaient sous ses fenêtres et, cachée derrière ses persiennes, Madame A... les entendait projeter sa mort : on devait la mettre dans un sac, la plonger dans une cuve remplie d'eau, la défigurer, lui enlever le cœur, « lui tailler des côtelettes dans la peau », etc... Son mari devait subir les mêmes supplices. Aussi la malade n'osait plus sortir ; elle ne se couchait plus, épiant toute la nuit ses ennemis, barricadant sa porte. Quand elle allait dans la rue, des espions la suivaient, murmurant des insultes derrière elle, la forçait de se perdre. Quand son mari s'absentait, elle était prévenue qu'on allait la noyer ou l'assassiner. Plusieurs fois elle est allée se plaindre au maire, à la police, et, comme les agents se moquaient d'elle, elle les accusait d'être de connivence avec ses ennemis. Elle se figurait que tout X... connaissait son histoire ; personne n'osait la défendre ; quand elle allait demander secours près de ses amis, on lui riait au nez, on envoyait des enfants derrière elle pour lui jeter des pierres, l'appeler la folle. Chez elle, si elle préparait ses repas, elle entendait sa voisine lui crier qu' « elle n'avait pas de cœur de manger », et elle jetait ses aliments dans les cabinets d'aisance. Elle brûlait des billets de banque parce qu'on l'accusait de les avoir volés. Son mari, à qui elle racontait toutes ses persécutions, lui disait en vain qu'elle était malade ; elle se lamentait alors, le suppliait de la protéger, de se protéger lui-même contre les agissements de ses ennemis qui voulaient l'assassiner. Un neveu orphelin, qu'elle avait recueilli et qui vivait à Paris ne devait pas non plus échapper au malheur qui leur était réservé ; on devait le faire venir à X... et profiter de la réunion de la famille pour tout exterminer. Un voisin avait déjà tenté d'allumer un incendie dans son appartement en y lançant des fusées. Parfois, elle se rendait chez ses ennemis, se traînait à leurs genoux, et les suppliait de l'épargner, d'épargner surtout son mari et son neveu ; on lui riait au nez et elle rentrait chez elle désespérée.

Pendant les premiers mois de son séjour à l'asile, Madame A... écrivait fréquemment à son mari des lettres dans lesquelles elle lui conseillait de se mettre en garde contre ses ennemis. Elle attendait les réponses avec anxiété, était désespérée quand son mari, assez négligent, mettait un trop long intervalle entre ses lettres. Elle se figurait alors qu'on interceptait sa correspondance ou que son mari était empoisonné, mort peut-être. Après n'avoir plus donné signe de vie que très rarement, celui-ci avait arrêté toute correspondance. Depuis cette époque, notre malade craint plus pour son mari que pour elle-même. Elle se sait du reste suffisamment protégée ici, dit-elle ; mais son mari est si confiant, si naïf, ajoute-t-elle, qu'il est complètement à la merci des gens avec lesquels il fréquente et qui l'entraînent dans une vie de débauche et de paresse, dans laquelle il sera malheureux. Dans les lettres qu'elle lui envoie et auxquelles il ne répond jamais, elle le supplie de la faire sortir de l'asile, de quitter X..., pour vivre avec elle loin de leurs ennemis. Ce silence obstiné l'exaspère souvent ; elle devient parfois agressive, récrimine contre les personnes qui lui donnent des soins, menace de se donner la mort.

Madame A... nie tout antécédent héréditaire, mais les atteintes antérieures de mélancolie paraissent affirmer cependant une tare originelle.

Nous avons affaire ici à une mélancolie à idées de persécution. Ces idées de persécution forment un délire cohérent qui, sans les préoccupations hypochondriaques et les idées de suicide concomitantes et apparaissant au début, pourrait en imposer pour un délire systématisé progressif. Il est à remarquer que ces idées de persécution sont de deux sortes : centripètes en ce qui concerne la malade, centrifuges à l'égard de son mari et de son neveu, mais que ce sont surtout les idées de persécution centrifuges qui prédominent. Ces idées centrifuges sont cependant limitées aux personnes de sa famille (mari et neveu) avec lesquelles elle est en contact journalier. Mme A..., en effet, ne pense pas spontanément à ses frères ou sœurs qui ne vivent plus depuis longtemps avec elle et dont elle ne s'occupe jamais

Quant à l'origine dégénérative de son délire, malgré l'absence de tare héréditaire affirmée par la malade (affirmation qui serait probablement reconnue fausse s'il était possible de remonter assez haut dans l'ascendance de Mme A...), elle est suffisamment attestée par la répétition des atteintes.

OBSERVATION XI

(Extraite des Archives de Neurologie, 1902, n° 83) (1)

Commémoratifs : J. R..., 37 ans, mariée. Quatre grossesses. Dernier enfant âgé de huit ans. *Caractère émotif, très impressionnable ; intelligence bornée.* Aucun renseignement sérieux sur les antécédents familiaux, mais hérédité attestée par la symptomatologie. Ménage pauvre ; misère. Pas d'alcoolisme.

Début de délire en janvier 1902 : J. R... est devenue maussade, donne fréquemment des signes d'impatience, de nervosité, ne dort plus, est anxieuse ; on lui prescrit des hypnotiques, elle ne tarde pas à se figurer que son pharmacien lui vend du poison, que ses voisins la calomnient, qu'ils se montrent très malveillants. Puisque tout le monde s'est tourné contre elle qui n'a rien à se reprocher, appartiendrait-elle donc, dit-elle, à une famille sur laquelle pèse quelque malédiction ? Son niveau intellectuel n'est pas très élevé, elle n'est pas éloignée de croire à la sorcellerie.

Le 23 mars, la malade est en proie à une vive agitation sous l'influence de craintes extrêmes d'assassinat, de torture ; elle se lamente bruyamment, désespérément, refuse toute nourriture, manifeste plus de craintes encore pour ses enfants que pour elle-même et finit par attirer ceux-ci du côté de la rivière voisine pour les noyer avec elle. Ces circonstances déterminent le placement à Maréville.

État au moment de l'entrée (fin mars) : J. R... est émaciée, sa

(1) Contribution à l'étude de la pathogénie des idées délirantes fondamentales par le docteur M. Pâris.

constitution semble délabrée, elle est en proie à une excitation vive, se tord les bras, s'arrache les cheveux, se déchire les mains, crie, se désole, s'effraye de tout ce qu'on dit, de tout ce qui se passe autour d'elle, se croit regardée de travers par tout le monde, se figure que toutes ses compagnes tiennent des propos malveillants à son égard (mais elle ne les entend pas) ; *on* doit l'accuser, accuser les siens, mais elle ne trouve cependant rien à se reprocher ; elle refuse les aliments ; très peu de sommeil.

En mai : l'excitation est un peu tombée, mais la malade, interprétant à sa façon les propos tenus autour d'elle, les regards et les gestes de ses compagnes (dont elle ne distingue pas les discours), croit toujours qu'on l'accuse, ou plutôt qu'on doit l'accuser de meurtres, de vols, de crimes divers ; elle passe ses journées à chercher, en se lamentant, ce que l'on peut, ce que l'on doit dire d'elle, et s'écrie à chaque instant : « Mais, mon Dieu ! mon Dieu ! je ne me rappelle pas avoir jamais rien fait de mal ; je n'ai jamais tué, ni volé, ni assassiné, comme on le croit, ni mes enfants non plus ; les pauvres petits n'ont jamais commis le moindre crime, n'ont jamais rien fait de mal ! A leur âge, qu'auraient-ils pu faire de mal ? Pourquoi est-on contre nous comme cela ? » Malgré ces protestations d'innocence, elle ne peut pas se soustraire au besoin de chercher à plaider coupable ; la conviction de son innocence ne lui enlève pas le besoin de se reconnaître coupable ; elle arrive à penser que c'est peut être pendant son sommeil qu'elle commet les actes dont elle est convaincue qu'on l'accuse, bien qu'*elle n'entende pas* prononcer les accusations. Elle fait alors tout son possible pour ne pas s'endormir, nous supplie, en pleurant, de ne pas lui prescrire d'hypnotiques, de la laisser sans sommeil pour ne pas lui permettre de ne rien faire qui puisse la compromettre ou porter préjudice à sa famille et surtout à ses enfants. Lorsque nous lui demandons de s'occuper un peu, elle s'écrie, désespérée, qu'elle le voudrait bien, mais qu'elle ne le peut plus parce qu'elle n'a plus de volonté, parce qu'une intervention néfaste, une sorte de malédiction *doit* peser sur elle.

Quelques semaines se passent ainsi dans le doute, pendant lesquelles, désormais persuadée qu'elle doit être coupable, elle cherche à trouver comment elle peut faire le mal. Ses recherches, toujours dans le même cercle, ont un *caractère nettement obsessif;* elles sont accompagnées de préoccupations entrecoupées de véritables accès de désespoir qui ne laissent aucun doute à cet égard.

Enfin, *au commencement de juin*, la malade vient un jour à moi et s'écrie en pleurant : « Oh ! maintenant, j'ai tout compris, je m'explique tout : c'est pendant mon sommeil que je commets des fautes ; je ne veux plus dormir ! » Puis elle pousse un véritable soupir de soulagement, cette certitude semble l'avoir délivrée d'un poids douloureux. (Elle ne tient pas sa solution d'une hallucination).

A partir de ce moment elle n'a plus de ces crises de désespoir auxquelles elle était en proie à chaque instant, elle reste déprimée, se figure que ses compagnes, que toutes les personnes qui l'entourent l'accusent en même temps que les siens d'avoir commis les crimes les plus abominables ; elle affirme l'innocence de ses enfants et déclare que si elle est elle-même coupable, comme elle le croit maintenant, c'est pendant son sommeil qu'elle accomplit ses actions mauvaises ; elle déplore, sans se désoler comme autrefois, de ne pouvoir pas vivre sans dormir. Elle traduit ses craintes avec plus de calme ; son délire reste, en somme, assez borné ; mais son niveau intellectuel n'est pas non plus très élevé.

Sur le fonds mélancolique de cette aliénation mentale se détachent deux délires : un délire de culpabilité et un délire de persécution. « Ce n'est pas seulement parce que persécutée qu'elle arrive à se demander si ses persécutions ne sont pas justifiées, mais c'est surtout en raison de son caractère mélancolique, de son humilité en quelque sorte originelle. » Elle ne cherche pas, comme le paranoïaque primitif à démontrer la fausseté des accusations dont elle est l'objet, elle cherche, et c'est là une conséquence du fonds mélancolique de son délire, comment elle a pu les mériter, tout en protestant contre elles. Son délire de culpabilité est la résultante d'une véritable obsession et cette obsession est manifestement démontrée par le doute qui pousse la malade à discuter ses idées de culpabilité et par le soulagement qu'elle manifeste quand elle croit en avoir trouvé les raisons. Ce caractère obsessif de son délire accuse déjà une tare originelle confirmée par l'état de débilité mentale et le niveau intellectuel peu élevé de la malade. Il était donc naturel que les idées de persécution viennent imprimer au bas de son délire le sceau de la dégénérescence.

OBSERVATION XII

Madame G..., 54 ans, a toujours eu un *caractère méfiant; elle soupçonnait constamment ses voisines de commenter ses actes et ses paroles*. Elle aurait eu, pendant quelque temps, des habitudes alcooliques.

Peu de temps après son mariage, à 23 ans, des affaires de famille furent suscitées à propos du règlement des comptes d'un héritage dans lequel elle trouva son mari moins bien partagé que sa belle-sœur. Depuis cette époque elle chercha à s'isoler, ne voulant recevoir personne, reprochant à son mari de trop sortir, l'accusant du malheur de ses enfants. Un jour elle trouve sous sa porte une lettre anonyme dans laquelle on lui reproche une mauvaise conduite. Elle l'attribue à un de ses cousins avec lequel elle est en procès et l'accuse, ainsi que ses voisins, de répandre des calomnies sur son compte, de jalouser le peu de bien qu'elle possède, de vouloir faire prendre des jugements qui lui enlèveraient ses propriétés, de sorte que son fils et ses petits-enfants n'auraient plus aucune ressource pour vivre. Elle accuse son mari de dépenser trop d'argent et de participer ainsi à la ruine qui doit faire le malheur de toute la famille.

Après plusieurs internements dans une maison de santé, elle est amenée à l'asile avec le diagnostic de mélancolie chronique avec délire surtout centrifuge, dépression mélancolique, hallucinations de l'ouïe, du goût, de l'odorat, craintes d'empoisonnement, parfois refus des aliments, idées de ruine.

Un an après son entrée dans le service, Madame G... est dans une période d'excitation assez vive, sous l'influence d'hallucinations accusatrices de l'ouïe. Elle se promène seule dans la cour, criant, gesticulant, frappant du pied, répondant aux voix de ses ennemis qui l'accusent de n'être pas française, qui lui disent tantôt que ses petits-enfants sont morts, tantôt qu'ils sont internés à Maréville, et, comme on l'a changée de quartier, elle accuse médecins et infirmières de vouloir lui cacher ainsi la présence de sa famille dans le service. Sous l'influence de ces idées de persécution, elle est très irritable, se montre méfiante à l'égard des personnes qui lui donnent des soins parce qu'elle voit en elles ses ennemis et ceux de son fils.

Le père de Madame G... est *mort subitement* à 70 ans ; une *tante paternelle est morte folle*, un *cousin mort idiot*.

Cette femme est née avec une tare vésanique. Elle montre de très bonne heure une tendance marquée à l'idée de persécution (méfiance habituelle), et lorsqu'elle présente une aliénation mentale caractérisée, ce sont des idées de persécution qui viennent tout d'abord attester une accentuation de la tare originelle et qui prédominent à toutes les phases ultérieures de l'évolution de l'aliénation mentale.

Nous avons montré le caractère centrifuge des idées de persécution chez les mélancoliques. Est-ce à dire qu'en raison de cette particularité, le lien qui rattache l'idée de persécution à l'égotisme puisse être infirmé ? Nous ne le croyons pas et nous allons démontrer que ce délire de persécution n'est centrifuge qu'*en apparence* et que l'égotisme de ces malades est simplement moins absolu, moins borné que chez les persécutés à délire centripète.

Si, en effet, on peut scruter les antécédents du mélancolique à idées de persécution, on ne trouve jamais chez lui de sentiments altruistes bien au-delà de la parenté directe, proche ; il ne craint, en général, que pour lui-même ou pour les proches avec lesquels il vit habituellement ou auxquels il a donné le jour. (L'instinct paternel ou maternel, l'amour familial, l'amour des époux ne sont que variétés de l'égotisme, un peu plus étendu que l'égocentrisme du dégénéré inférieur). La personnalité de ses parents est en quelque sorte confondue instinctivement avec la sienne ; il souffre parce que ceux-ci souffrent, leurs ennemis sont les siens ; les craintes qu'il a pour eux relèvent donc ainsi encore de l'égotisme.

C'est un égoïste moins individuel, moins personnel que le persécuté à idées de persécution uniquement et manifestement centripètes mais il a cependant avec lui des liens de parenté que nous croyons avoir mis suffisamment en relief et qui nous permettent de leur donner, à tous les deux, une même origine dégénérative.

Le mélancolique à idées de persécution représente, comme le délirant systématique progressif, un type supérieur de dégénérescence, se rapprochant un peu plus du type réputé normal puisque moins égotique, et, comme lui, sans sérieux signes physiques apparents de dégénérescence.

A la tare héréditaire, il peut s'ajouter, dans l'étiologie de la mélancolie à idées de persécution une cause toxi-infectieuse qui se révèle dans la symptomatologie par un délire onirique plus ou moins intense. Le délire de persécution conserve le même caractère centrifuge, mais il s'ajoute au délire mélancolique une certaine confusion mentale en rapport avec la cause toxi-infectieuse.

OBSERVATION XIII

Madame B... entre à l'asile de Maréville le 20 novembre 1903, à la suite d'une tentative de suicide (elle a tenté de se couper la gorge à l'aide d'un rasoir). D'après les quelques vagues renseignements qu'a pu nous donner son mari, Madame B... aurait toujours été une excellente ménagère, travailleuse, mais *peu communicative, méfiante* même.

Au moment de son entrée dans le service, Madame B... est agitée, elle, ne peut rester en place. Elle manifeste à l'égard de ses voisins des idées de persécution entretenues par des hallucinations de l'ouïe. Elle a entendu raconter que sa fille se conduisait mal ; elle interprétait dans un sens malveillant pour elle les conversations qu'elle entendait, et dans lesquelles on faisait allusion à sa conduite et à sa tenue. Parfois aussi elle « sentait » qu'on murmurait contre elle des accusations qu'elle ne pouvait comprendre, mais qu'on lui rapportait ensuite.

Au bout de quelques semaines, l'agitation s'atténue et fait place à de l'obtusion intellectuelle, à de la confusion mentale d'intensité assez variable d'une semaine à l'autre par exemple ; la malade croit toujours à la réalité de ses anciennes hallucinations de l'ouïe et parle en pleurant et en se plaignant des accusations que l'on a dû proférer contre elle et contre sa fille.

Elle s'améliore assez rapidement et quitte l'asile après dix mois de traitement; de l'obtusion intellectuelle et quelques préoccupations hypochondriaques persistent cependant.

Rentrée chez elle, Madame B... se maintient relativement bien pendant quelques jours; mais elle doit être réintégrée à l'asile au bout de six semaines. Elle présente surtout alors de la confusion mentale; elle ne semble plus reconnaître ses anciennes compagnes, répond à peine à nos questions, reste indifférente à ce qui se passe autour d'elle. Pendant son court séjour près de son mari, qui suivait strictement les recommandations du médecin en chef, elle lui reprochait de trop la surveiller, de la questionner à chaque instant sur ce qu'elle faisait, de lui demander toujours où elle allait, d'où elle venait. Elle se croyait victime de la curiosité de ses voisines qui s'occupaient trop d'elle. Elle accuse son mari de l'avoir fait interner pour se débarrasser d'elle; quand il vient la voir, elle lui reproche violemment de vouloir la quitter, lui enlever sa fille. A l'asile, elle se figure que ses compagnes se moquent d'elle quand elle travaille; elles sourient dès qu'elle prend un ouvrage quelconque, l'insultent même pour l'empêcher de s'occuper. Madame B... manifeste de plus des idées d'indignité ou plutôt des scrupules en relation avec des hallucinations de l'ouïe d'origine onirique. Elle a entendu dans un rêve sa fille qui lui disait qu'elle ne la reconnaissait pas comme mère; aussi Madame B... se figure que son mariage n'est pas valable, qu'elle ne devait pas manger chez elle, parce que ce qui appartenait à son mari ne devait pas lui servir. Elle refuse les aliments parce qu'on le lui a défendu, de même qu'on lui a interdit de travailler, etc... Elle se demande si elle ne doit pas se considérer comme une grande coupable.

Entre temps, Madame B... est alitée pendant plusieurs mois par suite de tuberculose pulmonaire. Le traitement de cette maladie semble avoir une heureuse influence sur l'état mental qui s'améliore rapidement, et, après la guérison des accidents tuberculeux, Madame B... peut être rendue très améliorée à son mari.

La *mère* de Madame B... est morte au moment de l'établissement de la ménopause après avoir présenté des *troubles mentaux*.

Il est à remarquer que Mme B... a une tendance bien prononcée au délire de persécution et que cette tendance s'affirme même dans les rêves qui laissent parfois à leur suite une véritable idée de persécution.

La symptomatologie, en l'absence de renseignements sur les antécédents individuels ou familiaux, permettrait donc, dans un tel cas, d'affirmer l'action étiologique d'une tare héréditaire et d'une auto-intoxication ou d'une auto-infection. (Idées de persécution ou tendance à l'idée de persécution accusant la tare originelle ; confusion mentale et délire orinique accusant l'action toxi-infectieuse.)

OBSERVATION XIV

Madame M..., âgé de 28 ans, a toujours eu un *caractère inquiet ; elle aimait à fréquenter avec des personnes plus âgées qu'elle*, s'occupait régulièrement de son ménage.

Madame M... accouche en décembre 1903 d'une fille qu'elle nourrit elle-même jusqu'en avril 1904. A la suite de cet allaitement prolongé, la malade, dont la santé a toujours été délicate, aggravée encore par une atteinte de grippe avec pleurésie en mars, présente des troubles d'ordre mélancolique qui nécessitent son internement en mai 1904.

Au moment de son admission dans le service, elle est dans un état de dépression mélancolique très accusée avec idées d'indignité, de culpabilité, hallucinations accusatrices de l'ouïe, refus des aliments, idées de persécution, le tout greffé sur un fonds de confusion mentale manifeste. Elle reproche à son mari de l'avoir fait interner parce qu'elle l'embarrassait ; elle l'accuse d'avoir donné des papiers à la religieuse qui la soignait à l'hôpital de V..., par lesquels il déclare l'abandonner ; elle se plaint que ses voisins lui reprochaient d'être malpropre, de ne prendre aucun soin de son ménage et de son enfant ; elle interprète dans un sens malveillant pour elle tout ce que disent ses voisines qui ne s'occupent nullement d'elle.

Un an après son entrée dans le service, Madame M... présente surtout des symptômes de confusion mentale. Elle ne répond que très rarement aux questions qui lui sont posées, même les plus simples ; elle oppose un négativisme absolu aux mouvements qu'on veut lui imposer, se cache dans ses draps ou derrière ses mains dès qu'on s'approche d'elle, a des mouvements stéréotypés ; frotte continuellement son pouce contre ses doigts jusqu'à provoquer des ulcérations de la peau. Parfois encore elle montre une certaine malveillance à l'égard de son mari qu'elle accuse toujours de l'avoir abandonnée et refuse de le voir ou de lui parler quand celui-ci lui rend visite. Elle ne manifeste aucun sentiment affectif à l'égard de son enfant.

Quoique le père et la mère de Madame M... aient été normaux, ou jugés tels par leur gendre, *le grand-père maternel aurait présenté des troubles mentaux.*

Nous avons donc affaire ici à une malade présentant au début de sa maladie des symptômes de mélancolie greffés sur de la confusion mentale, troubles mélancoliques très atténués après un an de séjour à l'asile, tandis que la confusion mentale persiste plus accusée, en même temps que les idées de persécution. Il est donc évident qu'à l'influence toxi-infectieuse (allaitement prolongé et débilité physique post-grippale), ayant déterminé la confusion mentale, s'est jointe celle d'une prédisposition héréditaire qui explique la présence persistante des idées de persécution.

La symptomatologie de ces deux observations accuse bien les deux causes associées (hérédité et auto-intoxication ou auto-infection) qui ont déterminé l'aliénation mentale.

Cette symptomatologie apporte ainsi de précieux renseignements pour le diagnostic étiologique, puisque l'idée de persécution permet d'invoquer l'influence d'une tare héréditaire tandis que la confusion mentale et le délire onirique accusent l'action toxi-infectieuse, et pour le pronostic qui devient moins favorable en raison de la nature dégénérative de la maladie.

D. — Folies séniles

Nous avons dit que l'idée de persécution, conséquence de l'égotisme, était toujours en rapport avec une certaine débilité mentale qui peut seule expliquer la prédominance de cet égotisme. L'affaiblissement intellectuel, en somme sorte de débilité mentale acquise, doit avoir les mêmes conséquences.

En effet, on retrouve une prédominance presque constante de sentiments égotiques chez les séniles normaux, un égocentrisme qui n'existait pas antérieurement à l'affaiblissement intellectuel sénile, une tendance à l'isolement, à une vie retirée et sédentaire. Le vieillard (la vieillesse n'est pas toujours en rapport avec le nombre des années) s'intéresse moins à ce qui se passe autour de lui, à la vie extérieure et se confine dans son individualisme ; ou, s'il s'intéresse à l'activité générale, par exemple, ne pouvant plus suivre ni comprendre suffisamment l'évolution progressive continuée par les générations qui suivent la sienne, il ne trouvera plus que sujets d'inquiétudes, de craintes pour son bien-être, pour sa respectabilité, et il arrive, sinon à l'idée de persécution, au moins à un septicisme pénible, à une méfiance qui l'éloignera du monde, qui le lui fera mépriser, qui le rendra avare, soupçonneux, etc...

Voilà pour le vieillard indemne d'une tare nerveuse originelle; mais pour celui qui n'est pas né normal, la sénilité psychique, outre qu'elle est en général plus précoce, s'accompagne de phénomènes qui attestent la tare originelle et notamment de l'idée de persécution. Aussi l'idée de persécution est-elle très fréquente dans les folies séniles.

OBSERVATION XV

Madame G... a 70 ans quand elle entre à Maréville. Elle présente un peu d'excitation cérébrale avec anxiété, phobies, hallucinations de l'ouïe, des idées de persécution et un affaiblissement considérable des facultés intellectuelles, notamment perte de la mémoire.

Elle se figure qu'elle est entourée d'ennemis, qu'il existe un complot dirigé contre elle et contre sa famille; la nuit, elle se réveille subitement, en proie à des frayeurs qu'elle ne peut s'expliquer. Ses idées délirantes ont un caractère enfantin en rapport avec son affaiblissement intellectuel.

Depuis cinq ans qu'elle est dans le service, Madame G... est assez calme; elle s'occupe assez régulièrement; mais son niveau intellectuel s'affaiblit de plus en plus; elle est parfois incohérente. Elle manifeste cependant encore de temps en temps des idées de persécution, mais ces idées de persécution sont très vagues, la plupart du temps enfantines. Madame G... nous dit qu'elle doit avoir des ennemis, qu'elle surprend parfois des conversations malveillantes pour elle, mais qu'elle n'y attache pas d'importance : on la taquine, on détruit l'ouvrage qu'elle vient de faire, on dépose des ordures près de son lit. Quand ses parents viennent la visiter, elle les voit tristes et suppose qu'ils doivent être malheureux, victimes aussi d'ennemis imaginaires.

Le *père* de Madame G... est mort très âgé, *en démence*.

Madame G... a donc quelques idées de persécution, qui accusent la tare originelle que leur constatation seule aurait permis d'affirmer en l'absence de renseignements sur les antécédents familiaux.

OBSERVATION XVI

La veuve S... entre à l'asile de Maréville à l'âge de 71 ans, après un séjour de trois mois à l'hôpital de E... où elle était violente, insultait ses compagnes et cherchait surtout à se précipiter par les fenêtres.

Elle présente un affaiblissement intellectuel symptomatique de la première phase de la démence sénile, et surtout des idées de persécution avec craintes d'empoisonnement. Elle accuse certaines gens de lui donner des médicaments pour l'exciter, la faire crier, l'empoisonner, la rendre folle ; « c'étaient de mauvaises gens », dit-elle. Elle récrimine d'une façon puérile contre les personnes qui lui donnent des soins et qu'elle appelle empoisonneurs, meurtriers, etc... Elle se plaint qu'on cherche à la constiper.

Au bout de quelques mois de séjour dans le service pendant lesquels les idées de persécution, les interprétations fausses enfantines, les craintes imaginaires persistent, la malade meurt par suite d'entérite chronique.

Le *père* de Madame S... est mort à l'âge de 40 ans de pneumonie. Il était *alcoolique*.

Madame S... a été normale au point de vue mental jusqu'au jour où, par suite des progrès de l'âge, ses facultés intellectuelles se sont affaiblies. Elle manifeste alors surtout des idées de persécution qui, à notre avis, trahissent sa tare originelle.

OBSERVATION XVII

La veuve M..., âgée de 75 ans, entre à Maréville le 13 juin 1904. Depuis dix ans déjà elle présente des troubles mentaux. Elle menait habituellement une vie sédentaire et recherchait la solitude. Elle entre à la suite d'un commencement d'incendie qui s'était déclaré chez elle un jour que, sans motif, elle allumait des chiffons de papier dans sa chambre.

Ses facultés intellectuelles sont très affaiblies, sa mémoire presque nulle. Elle manifeste des idées de persécution sous l'influence desquelles son caractère est ombrageux, méfiant, irritable. Elle s'excite facilement, récrimine continuellement d'une façon bruyante, accuse le personnel de brutalités, violente les personnes qui la soignent, les malades qui l'entourent, est parfois difficile à maintenir, refuse les aliments sous prétexte qu'ils sont empoisonnés. Par suite de ce refus de toute alimentation, sa santé physique s'affaiblit rapidement et elle succombe dans le marasme après un mois de traitement.

Une *sœur* de Madame M... a été *hospitalisée dans un asile d'aliénés.*

Cette malade, sœur d'aliénée, présente déjà avant son entrée à l'asile des tendances de l'idée de persécution qui se révèlent d'abord par un changement de caractère (méfiance, isolement). Les idées de persécution sont nettement manifestes quand l'affaiblissement intellectuel est sensible.

OBSERVATION XVIII

Madame veuve C... vivait seule depuis la mort de son mari ; elle passait ses journées dans des pratiques religieuses exagérées, lisait la vie des saints, chantait continuellement des cantiques, etc... A la suite du carême de l'année 1905, pendant lequel elle avait jeûné plus que de raison, elle est placée à Maréville, à l'âge de 66 ans.

A son entrée, Madame C... présente un affaiblissement intellectuel très accusé et des préoccupations hypochondriaques avec hallucinations de tous les sens, idées de négation, idées religieuses enfantines. Elle a, dit-elle, le corps vide ; ses intestins sont remplacés par des serpents qui entrent dans son corps par l'oreille droite et sortent de temps en temps par la bouche pour s'envoler au ciel. Sous l'influence de ces idées de négation, elle refuse les aliments et montre des tendances au suicide.

Ces idées d'ordre mélancolique s'accompagnent d'idées de persécution : on a voulu l'empoisonner, on a répandu autour d'elle des gaz délétères pour l'asphyxier. Sa belle-fille a manifesté l'intention de la tuer. Elle le lui a dit et a mis son projet à exécution en la chloroformant. Des voix se moquent d'elle, lui disent qu'elle est « sotte », lui donnent des cauchemars, la nuit, pour l'empêcher de dormir.

Après quelques mois de séjour à l'asile, Madame C... est dans la première phase de la démence sénile. Ses propos sont parfois incohérents. Elle raconte ses histoires moins facilement, est très réticente, méfiante, répond aux questions qu'on lui pose sur ses idées délirantes : « vous le savez aussi bien que moi, je ne veux pas parler parce que mes ennemis m'entendent », et accuse les médecins de vouloir la tuer comme ils ont tué sa sœur. Habituellement, elle est indifférente à ce qui se passe autour d'elle, résiste aux personnes qui veulent la déplacer.

Une *sœur* de Madame C... aurait présenté des *troubles mentaux* (délire de persécution).

Accès de mélancolie sénile déterminé par les progrès de l'âge, accompagné d'idées de persécution chez une personne qui a évidemment une tare originelle accusée par l'hérédité collatérale.

OBSERVATION XIX

Madame G... a toujours été d'un *caractère acariâtre* et de *relation difficile;* elle se mettait dans de *violentes colères* pour le motif le plus futile, se figurait toujours qu'*on parlait mal d'elle* et, de son côté, *aimait à médire* de ses voisins et amis, prête à nier ensuite ses médisances. Elle avait des *habitudes religieuses exagérées.*

Cinq mois avant son entrée à l'asile, elle s'excite, devient violente, cherche à se sauver de sa maison sous l'influence d'idées de persécution et d'interprétations fausses; elle interprète dans un sens hostile toutes les conversations qu'elle entend, croit que les victimes de ses anciennes médisances veulent la tuer, lui mettent du vert-de-gris sur son pain, etc...

Elle entre à l'asile de Maréville à l'âge de 61 ans. Elle est très excitée, très mobile, loquace, incohérente, ne peut fixer un moment son attention. Elle refuse les aliments sous l'influence de craintes d'empoisonnement et d'idées de persécution. Elle se croit entourée d'ennemis, se cache dans ses draps, s'effraye dès qu'on s'approche d'elle, est parfois violente quand on insiste pour la déplacer ou pour l'alimenter.

Au bout de deux ans de traitement, Madame G... est encore souvent excitée, turbulente, très mobile, loquace. Ses facultés intellectuelles sont très affaiblies; elle ne peut tenir une conversation si simple qu'elle soit, est incohérente. Elle récrimine violemment contre le personnel du service, l'insulte grossièrement, l'accuse de mauvais traitements à son égard. Elle ne manifeste aucun sentiment affectif.

Une *sœur* de la malade avait un *caractère vif, très ombrageux, emporté.* Pas de renseignements sur les ascendants.

Le caractère de Madame G... la prédisposait déjà à l'idée de persécution. Celle-ci apparait, après une vie à peu près normale, quand les facultés intellectuelles s'affaiblissent.

Il résulte de tous les exemples qui précèdent que l'idée de persécution implique une certaine débilité psychique anormale, conséquence d'une tare héréditaire. Les psychoses dans lesquelles elle se manifeste ont donc une origine dégénérative et on peut poser un diagnostic étiologique relativement complet quand on la rencontre dans une aliénation mentale quelconque. Elle est le signe d'une dégénérescence en évolution et on peut, dès lors, la considérer comme un *stigmate psychique de dégénérescence.*

Tout aliéné persécuté est un dégénéré et un dégénéré d'autant plus supérieur que l'idée de persécution s'affirme plus tardivement.

Du reste, si cette opinion ne s'est pas imposée plus tôt, cela tient à ce qu'en France on se borne généralement à la recherche des antécédents immédiats. C'est ainsi qu'on a pu dire que le délire systématisé progressif, caractérisé cependant à toutes ses phases par du délire de persécution, ne relève que rarement de l'hérédité.

Mais, comme le dit M. Pâris, le délire systématisé progressif est un délire de dégénéré en voie de régénération, c'est-à-dire de dégénéré dont la tare ancestrale est déjà améliorée par les ascendants immédiats.

Nous reproduisons ci-dessous quelques résultats d'une enquête sur les antécédents des délirants systématiques à laquelle s'est livré notre maître et qu'il a bien voulu nous communiquer ; on y verra que si les ascendants immédiats de ces malades présentent une mentalité relativement normale, on rencontre dans la famille, si on consulte les ascendants plus éloignés, une tare héréditaire certaine. On pourra constater aussi que la descendance de ces malades est en général normale, ou à peu près, c'est-à-dire que le délirant systématisé progressif, en sa qualité de dégénéré en voie de régénération, laisse à ses enfants une tare héréditaire encore moins lourde.

Enquête sur la famille du délirant systématisé progressif (extrait d'un travail encore inédit, mais renseignements déjà communiqués dans une conférence de 1895).

Nous relatons sommairement les antécédents familiaux de tous les aliénés atteints de délire systématisé progressif, actuellement dans les services de l'asile de Maréville et dont les observations médicales sont ainsi relativement complètes.

OBSERVATION XX

L... L..., mariée ; *grand-oncle maternel* séquestré à la suite d'une tentative de suicide par submersion.

Père, mère et aïeux morts très âgés, non aliénés.

Un frère et une sœur normaux.

Un fils décédé à deux mois par suite d'érysipèle de la face ; un autre fils, aujourd'hui âgé de 24 ans, normal.

OBSERVATION XXI

M... G..., veuve; *grand-père maternel* ivrogne, mort à la suite de ses excès.

Grand'tante maternelle aliénée.

Autres grands-parents décédés séniles, non aliénés.

Père mort à 77 ans, *mère* à 62 ans (cardiaque), mariée à 40 ans et toujours *portée à la tristesse*.

Un fils décédé par suite de tuberculose pulmonaire ; un fils aujourd'hui âgé de 32 ans, normal.

OBSERVATION XXII

Cl..., célibataire ; pas de renseignements sur les grands-parents.

Mère suicidée par pendaison.

Trois frères et une sœur normaux.

Une fillette normale décédée accidentellement.

OBSERVATION XXIII

Lev..., célibataire ; *grand-oncle aliéné.*

Père décédé à 95 ans (sénilité).

Mère décédée à 73 ans (cachexie cancéreuse).

Un frère mort par suite de rhumatisme articulaire ; une sœur morte du choléra ; une autre sœur décédée non aliénée ; deux sœurs vivant encore, normales.

Neveux et nièces sains.

OBSERVATION XXIV

P... C..., mariée. Pas de renseignements sur les grands-parents.

Une *demi-sœur* de sa mère très nerveuse.

Mère sujette à des attaques de nerfs ? (prenait de l'éther qui la remettait, dit la malade.)

OBSERVATION XXV

L... M..., veuve, *grand-oncle maternel* bizarre, original, s'est suicidé.

Père décédé à 42 ans (apoplexie cérébrale).

Mère morte à 75 ans (a fait des excès alcooliques après la mort de son mari et, dès lors, sens moral faible).

Notre malade n'a pas d'enfants ; mariée à 17 ans, elle s'est séparée de son mari à 36 ans.

OBSERVATION XXVI

Fr..., célibataire ; *grand-oncle paternel* épileptique.

Père, âgé de 68 ans (a fait des excès alcooliques).

Un oncle paternel, âgé de 60 ans, réputé normal.

Deux tantes maternelles, dont une, institutrice, célibataire ; l'autre veuve, mère de deux institutrices et aussi réputée normale.

Pas de frère ou sœur.

OBSERVATION XXVII

Bo..., célibataire ; grand-père paternel mort à 89 ans ; grand'-mère paternelle décédée à 80 ans, tous deux réputés normaux.

Père, âgé de 88 ans, non aliéné.

Une *tante paternelle* décédée dans un asile d'aliénées.

Mère morte à 58 ans par suite de pneumonie (pas de renseignements sur la famille).

Quatre frères morts en bas âge.

Cinq frères existant encore, réputés normaux.

OBSERVATION XXVIII

Ma..., marié ; grand-père paternel mort accidentellement à l'âge de 78 ans.

Grand'mère paternelle décédée à 70 ans, sans troubles psychiques.

Grand-père maternel mort à 70 ans.

Grand'mère maternelle morte à 75 ans.

Mère morte enceinte.

Père décédé à 83 ans, ayant présenté durant la dernière quinzaine de sa vie des idées de persécution, de préjudice.

Deux oncles paternels morts âgés, réputés normaux ; l'un d'eux ayant laissé des enfants également normaux.

Deux tantes paternelles arrivées normales à un âge très avancé

Deux fils qui ont eu tous deux des convulsions infantiles légères; mais aujourd'hui ouvriers intelligents et remarquables.

OBSERVATION XXIX

J..., divorcé; grands-parents paternels morts l'un à 82 ans, l'autre à 79 ans, réputés normaux.

Père mort à 70 ans, réputé normal.

Mère morte à 71 ans, asthmatique, *buveuse*.

Renseignements très incomplets sur les autres parents.

Un enfant normal.

OBSERVATION XXX

Th..., célibataire; grands-parents maternels morts très âgés, mais la *grand'mère maternelle* a déliré pendant ses quarante dernières années.

Père mort jeune, tuberculeux.

Mère normale.

Un *cousin maternel épileptique*.

Un frère mort tuberculeux.

Un frère vivant, normal.

OBSERVATION XXXI

Ja..., célibataire; *grand-oncle maternel* mort aliéné.

Père mort à 71 ans (cachexie cancéreuse; pas de troubles psychiques).

Mère morte par suite de couches à 46 ans.

« Il est à remarquer que chez tous ces malades, dont « aucun ne présente de signes physiques apparents sé- « rieux de dégénérescence, il y a une tare nerveuse en « général *d'origine assez éloignée* dans l'ascendance, « *unilatérale*, qui s'accuse rarement, au moins de façon « appréciable, chez les ascendants immédiats ou les « collatéraux de nos malades et qui ne doit apparaître

« que très exceptionnellement chez leurs descendants « (spontanément au moins et sans causes déterminantes « individuelles, telles que excès alcooliques, par exem- « ple). Il n'y a, pour ainsi dire, chez le paranoïaque « primitif, qu'un écho affaibli d'une tare atavique, et « ces enseignements apportés par l'étude de sa famille « font déjà penser à une dégénérescence relativement « supérieure, en voie de réversion, d'amélioration ; « cette pensée doit s'affirmer, du reste, lorsque, à cette « première déduction, on ajoute cette double observa- « tion : absence habituelle de signes physiques appa- « rents sérieux de dégénérescence et apparition à un « âge relativement avancé d'une mentalité très manifes- « tement anormale. ... ».

« ... On pourrait objecter, pour expliquer l'état relati- « vement satisfaisant des descendants de ce malade (le « délirant systématique progressif), qu'il doit y avoir « dans le ménage du paranoïaque primitif un époux « complètement sain. Mais je trouve là précisément « encore une preuve d'une mentalité relativement rele- « vée chez ce dégénéré : il ne s'unit, en effet presque, « jamais à une personne tarée par son origine ou par « son genre de vie..... » (1).

---

(1) M. Paris, Travail encore inédit.

CHAPITRE IV

Aliénations mentales par auto-infection ou auto-intoxication sans tare héréditaire.

Des individus primitivement normaux au point de vue psychique, sans tare héréditaire par conséquent, peuvent présenter des troubles mentaux au cours, ou à la suite d'une auto-infection ou d'une auto-intoxication, par suite de l'action sur le système nerveux de toxines ou de sécrétions anormales de glandes à sécrétion interne, etc

Ces aliénations mentales, sans tare nerveuse originelle, se caractérisent principalement *soit* par de l'hyperactivité psychique avec mobilité incessante et loquacité incohérente et intarissable ou par de la confusion mentale simple avec inertie et hypoactivité cérébrale, sans idées délirantes, *soit* par de l'hyperactivité psychique ou de la confusion mentale avec délire onirique, hallucinations terrifiantes, frayeurs, cauchemars, mais sans idées délirantes fixes, sans idées de persécution ou sans tendance particulière à l'idée de persécution.

A. — Aliénations mentales toxi-infectieuses sans délire onirique

OBSERVATION XXXII

Mme M..., mariée à 19 ans, accouche à 33 ans pour la onzième fois. Les accouchements précédents ont été normaux, sans influence sur la mentalité de la malade. Le dernier accouchement, qui a lieu en novembre 1902, se fait un mois avant terme. L'enfant est mort né. L'involution utérine est normale.

Au début de la grossesse, Mme M..., qui était devenue assez irritable, eut de nombreuses discussions avec ses voisines, à la suite desquelles apparurent quelques troubles mentaux : cauchemars, inquiétude continuelle, instabilité, craintes imaginaires, négligence dans le ménage, etc.

Quelques heures après l'accouchement, très rapide, la malade fut prise subitement d'excitation violente avec mobilité extrême, logorrhée, violences, insomnies. Mise en traitement à l'asile de Maréville, elle arrive dans un état d'agitation continuelle et très vive ; elle est loquace, incohérente, désordonnée dans ses actes, souvent criarde. Ses idées sont très confuses ; elle ne peut nous dire son âge, la durée de son séjour à la Maternité, le nombre de ses enfants, etc. Elle fait de nombreuses erreurs de personnalité, reconnaît des amies parmi ses compagnes, et les accable de protestations amicales. Elle ne manifeste aucune idée délirante et ne paraît pas avoir d'hallucinations sensorielles. Elle ne dort pas.

L'état physique laisse un peu à désirer. La malade présente des signes de bronchite ; elle a une constipation opiniâtre, déterminant un embarras gastrique assez accusé, mais sans réaction fébrile.

L'amélioration s'opère très rapidement. Au bout de quelques jours l'excitation est tombée, le sommeil revient, la confusion mentale est moindre, la malade s'inquiète de ses enfants ; mais elle est encore très instable, facilement émotive, pleure à chaque instant. Après quinze jours de traitement, les symptômes bruyants sont disparus, les facultés intellectuelles et les sentiments affectifs sont normaux. On prolonge le traitement pendant une quinzaine de jours, l'état physique laissant à désirer.

Les parents de Mme M... ne connaissent dans la famille *aucune tare héréditaire.* Elle-même ne présente *aucun signe physique de dégénérescence.*

L'accouchement de Mme M... a déterminé un affaiblissement de sa santé physique à l'occasion duquel sont apparus des symptômes d'excitation maniaque. Ceux-ci se sont améliorés en même temps que la cause toxi-infectieuse qui leur avait donné naissance disparaissait, et, à aucun moment de la maladie, n'est apparue l'idée de persécution ou même une tendance un peu marquée à l'idée de persécution. Il est à remarquer qu'aucune influence dégénérative ne peut être invoquée dans l'origine de cet accès d'aliénation mentale, ce qui explique aussi qu'à sa sortie, Mme M... était complètement guérie. Si elle avait eu, du reste, une tare nerveuse originelle un peu sérieuse, il est probable qu'elle ne serait pas arrivée jusqu'au onzième accouchement sans présenter de troubles psychiques.

OBSERVATION XXXIII

Mlle D..., âgée de 34 ans, était attachée, en sa qualité de religieuse appartenant à un ordre enseignant, à une petite classe de l'école de X... En juin 1902, lors du vote de la loi sur les congrégations, elle présenta pendant quelques jours des troubles mentaux (excitation, désordre des paroles et des actes), qui s'améliorèrent rapidement. Elle reprit la direction de sa classe et se fatigua au point que sa santé physique en fut ébranlée. Le 6 janvier 1903, subitement, la malade fut prise d'une excitation très vive, avec désordre des actes, incohérence des propos, violences ; difficile à maintenir, elle brisait, arrachait ou renversait tout ce qui était à portée de sa main.

A son entrée à Maréville (janvier 1903), Mlle D... est toujours en mouvement ; elle s'agite constamment, se lève de son lit, se roule sur le plancher, sous les lits voisins ; parfois, elle a des paroxysmes violents : elle se précipite tout d'un coup vers une fenêtre, se jette dans une porte vitrée avant qu'on ait pu la retenir et brise les carreaux, se blesse ; elle s'arrache les cheveux, se mord, cherche à frapper les personnes qui l'approchent et à déchirer leurs vêtements. Sous l'influence d'excitation intellectuelle, elle tient des propos continuels, incohérents, tantôt par hyperactivité cérébrale, tantôt par hypoidéation. Ses discours sont en rapport avec son éducation religieuse et sa profession d'institutrice. Ses idées sont généralement confuses quand on peut fixer son attention dans les périodes très courtes de calme relatif. Les nuits sont sans sommeil ; l'agitation est continuelle, elle chante, crie, parle sans cesse. L'alimentation est très irrégulière. L'état physique laisse un peu à désirer : la langue est saburrale, les fonctions digestives se font mal, la malade a tantôt de la constipation, tantôt des selles diarrhéiques.

En février, Mlle D... est déprimée, abattue. Elle refuse les aliments et doit être nourrie à la sonde œsophagienne. Elle ne répond à aucune question. Elle présente un état infectieux assez grave qui met pendant quelques jours sa vie en danger.

En mars, l'agitation reparaît, moins vive cependant. La malade est loquace, très mobile, mais moins désordonnée dans ses actes et moins bruyante. L'alimentation est encore très irrégulière. Mlle D... est atteinte de furonculose; des abcès suppurent à la nuque et aux membres inférieurs.

En avril, l'agitation est moins vive, mais la malade est très instable, habituellement incohérente ; elle répond assez raisonnablement pendant quelques instants lorsqu'on soutient l'attention par un interrogatoire pressant. Elle accepte volontiers les aliments. La santé physique s'améliore quoique les abcès, en moins grand nombre pourtant, se cicatrisent difficilement.

En mai, la malade est moins incohérente, moins inconsciente ; elle cherche parfois à se rendre compte de son état, mais, au fond, elle est encore très mobile.

En août, elle a de nouveau de l'agitation, moindre qu'antérieurement et est complètement incohérente et inconsciente.

L'état général donne moins d'inquiétude. Les abcès cutanés se cicatrisent assez rapidement ; la malade commence à prendre de l'embonpoint.

En septembre, les moments de lucidité sont plus longs et plus fréquents ; mais l'activité cérébrale se fatigue rapidement et les propos sont très confus quand on soumet la malade à un interrogatoire un peu prolongé. L'amélioration s'accentue progressivement, les sentiments affectifs reparaissent peu à peu, la malade se rend mieux compte de son état, s'occupe, demande à rentrer dans sa communauté à qui on la rend, en décembre 1903, en bonne voie de guérison.

Nous avons appris depuis que l'état mental se maintient très satisfaisant.

Cet accès de manie ne s'accompagne d'aucune idée délirante ni d'aucun trouble sensoriel. A la sortie de la malade, la guérison est proche. On ne peut invoquer aucune influence dégénérative, sérieuse tout au moins, comme cause prédisposante de cette aliénation mentale qui s'est développée à l'occasion de l'infection déterminée par un affaiblissement de la santé physique à la suite de fatigue cérébrale et de tracas.

On pourrait s'étonner de la durée des troubles psychiques si la santé physique n'avait donné fort longtemps de sérieuses inquiétudes.

OBSERVATION XXXIV

Mme Gr.., mariée, mère de plusieurs enfants normaux, âgée de 38 ans, avait été de tout temps sujette à des syncopes aux époques menstruelles (pertes très abondantes). Au mois de novembre 1904, elle est atteinte de grippe qui la débilite beaucoup. En janvier 1905, encore affaiblie, elle est prise de syncopes fréquentes dont elle s'effraye beaucoup ; elle est du reste anémiée, très impressionnable, le moindre incident l'épouvante ; enfin, elle présente des troubles mentaux qui nécessitent son internement.

Elle entre à Maréville fin janvier 1905 en plein accès d'excitation maniaque : elle est très mobile, désordonnée dans ses actes et dans sa tenue, loquace, incohérente, ne peut fixer un moment son attention, est turbulente pendant la nuit. Elle accuse quelques hallucinations ou illusions de l'ouïe ; elle croit entendre ses parents qui lui parlent à travers le plancher, et se couche à terre, l'oreille collée au sol afin de correspondre avec eux.

Cet état d'excitation dure plusieurs mois et fait place ensuite à une torpeur intellectuelle profonde ; l'agitation est complètement tombée, l'intelligence est obnubilée ; la malade répond à peine à nos questions, même les plus simples et les plus pressantes. Elle reste inerte dans son lit, ne s'intéressant à rien, à personne. Elle s'alimente très régulièrement ; elle n'a, du reste, aucune initiative. Elle ne manifeste jamais d'idées délirantes.

Mme Gr... est traitée surtout par alitement continu, régime alimentaire spécial, reconstituants, etc., et, en octobre, une amélioration franche commence à s'accuser ; elle arrive peu à peu à se rendre compte de son état, à se rappeler tous les troubles qu'elle a présentés. Les sentiments affectifs reparaissent et il ne reste plus aujourd'hui qu'un peu de manque d'initiative ; néanmoins, Mme Gr... peut-être considérée comme convalescente.

Les parents de Mme Gr.... encore vivants, n'ont jamais présenté de troubles mentaux et nous ne connaissons *aucune tare héréditaire*.

Cet accès d'excitation maniaque est la conséquence d'une débilité physique et d'une auto-infection. Son tableau symptomatologique est des plus classiques. Les hallucinations ou illusions de l'ouïe du début, d'ailleurs assez vagues et très fugaces, n'ont déterminé aucun délire ; on ne trouve pas trace d'idée de persécution. Le dossier héréditaire de Mme G... est d'ailleurs satisfaisant et permet de supposer que la guérison sera durable.

Ces trois accès d'excitation maniaque avec confusion des idées ont bien une origine toxi-infectieuse (accouchement, débilité physique). Ils ne s'accompagnent d'aucune idée délirante fixe et notamment d'aucune idée de persécution. Les troubles psychiques aigus s'atténuent en même temps que s'améliore la santé physique et ces malades peuvent être assurées d'une complète guérison. Il serait facile de multiplier les observations analogues.

B. — Aliénations mentales toxi-infectieuses avec délire onirique.

OBSERVATION XXXV

Madame M..., âgée de 25 ans, est mère de deux enfants. Le dernier est venu au monde en janvier 1905. La malade le nourrit pendant deux mois, mais, comme elle s'amaigrissait, son lait tarit et elle fut obligée de sevrer son nourrisson en mars. Quelques jours après, subitement, elle se sauva avec ses deux enfants et se mit à crier dans les rues, réclamant la protection de ses parents contre des ennemis imaginaires (hallucinations et illusions terrifiantes). Son mari l'envoya alors dans sa famille, près de St..., où, à peine arrivée, Madame M... fut prise d'un accès d'excitation maniaque très vive : agitation extrême, désordre des actes, loquacité incohérente, etc... Elle est placée à l'hôpital de St..., d'où elle est transférée à Maréville le 21 septembre 1905.

Au moment de son entrée dans le service, Madame M... est très déprimée. L'agitation qui est disparue depuis six semaines environ, a fait place à de la confusion mentale. Les réponses sont rares, courtes, brèves, parfois contradictoires ; la malade est désorientée, ne sait plus son âge, l'année, le mois, le jour actuels, elle ne se rend aucun compte de son état. Elle est sous l'influence de frayeurs, croit qu'on veut la tuer, qu'on veut faire mourir son mari et ses enfants ; aussi elle cherche à chaque instant à se sauver, elle accuse les personnes qui la soignent de lui faire du mal, de la frapper, Elle pleure ou rit parfois sans motif, ne fait que rarement preuve d'initiative.

Un mois après son entrée, la malade, encore très confuse, est moins désorientée. Elle s'occupe un peu, répond plus volontiers aux questions qu'on lui pose, manifeste quelques sentiments affectifs, ne paraît plus être sous l'influence de phobies. Elle s'isole moins et accepte régulièrement les aliments.

Aucune tare héréditaire connue dans la famille.

Excitation maniaque et confusion mentale consécutive d'origine toxi-infectieuse, délire onirique, hallucinations terrifiantes de l'ouïe, aucune trace d'idée de persécution, mais aussi absence de tare dégénérative.

OBSERVATION XXXVI

Madame B..., 28 ans, accouche d'une enfant bien portant fin juillet 1905. Cinq jours après son accouchement, pendant la nuit, elle se met subitement à gesticuler, à bavarder d'une façon incohérente et ne dort pas. Le lendemain, à la suite d'une dispute avec sa belle-mère, elle se sauva dans la rue afin d'échapper à son mari et à sa mère qui, disait-elle, voulaient la tuer. On l'amène alors à Maréville.

A son entrée, Madame B... est très agitée, très mobile, loquace, incohérente, désordonnée dans sa tenue et dans ses actes. Elle est sous l'influence d'hallucinations terrifiantes de l'ouïe, entend des gens qui lui disent qu'on va l'empoisonner, qu'on veut l'assassiner, etc .., hallucinations du reste variant d'un moment à l'autre ; elle essaye de frapper et de mordre les personnes qui lui donnent des soins. Elle présente de l'embarras gastrique qui ne lui permet même pas de prendre des aliments liquides. Ses seins sont durs, gonflés de lait, douloureux. L'appareil génital est intact.

Quelques jours après son arrivée, Madame B... est abattue, inerte dans son lit ; elle a une confusion mentale très accusée, ne répond à aucune des questions qu'on lui adresse, quelqu'insistance qu'on mette dans l'interrogatoire. Elle ne s'alimente pas régulièrement et on doit parfois la nourrir à l'aide de la sonde œsophagienne. Les seins sont moins durs ; la sécrétion lactée est tarie ; l'embarras gastrique persiste.

Après deux mois de traitement, la confusion mentale est encore très accusée ; mais Madame B... est moins indifférente. Quoiqu'elle n'ait pas encore beaucoup d'initiative, elle s'occupe assez régulièrement, répond d'une façon brève à nos questions, ne manifeste spontanément aucun sentiment affectif. L'état physique est très amélioré, l'alimentation est régulière.

Pas d'hérédité dans les antécédents. Pas de signes physiques de dégénérescence.

A l'occasion de l'accouchement et de l'allaitement, une auto-infection accusée notamment par de l'embarras gastrique se produit chez Mme B... ; de la confusion mentale avec délire onirique (hallucinations ou illusions terrifiantes, etc...) apparait, attestant une action toxi-infectieuse sur le système nerveux central ; mais on ne constate à aucun moment non seulement une idée de persécution, mais une tendance un peu marquée à l'idée de persécution. Il n'y a chez cette femme aucune tare dégénérative ; elle ne présentait, antérieurement aux accidents que nous avons relatés sommairement, aucun stigmate psychique de dégénérescence et elle n'a aucun signe physique apparent de dégénérescence.

OBSERVATION XXXVII

Madame D..., âgée de 32 ans, entre à l'asile le 8 juin 1905, à la suite d'une tentative de suicide. Elle est accouchée, au mois de février dernier, d'un enfant mort-né. Sa constitution, assez robuste auparavant, s'est affaiblie à la suite de cet accouchement. Elle se sentait faible, peu disposée au travail, sans courage. Un mois avant son entrée à l'asile, son unique enfant, âgé de 8 ans, s'égare et n'est retrouvé que le lendemain. Madame D... fut très douloureusement impressionnée par cet événement et présenta dès lors les troubles mentaux qui nécessitèrent sa mise en traitement dans le service.

Lors de son admission, Madame D... est très déprimée; les réponses qu'elle donne aux questions très pressantes qu'on lui pose sont rares, très lentes, aussi brèves que possible. Elle ne répond souvent que par monosyllabes, et quand on prolonge un peu l'interrogatoire, l'activité cérébrale semble s'épuiser et bientôt la malade ne répond absolument plus rien. Nous parvenons cependant à découvrir qu'elle est sujette à des phobies d'origine hallucinatoire, qu'elle entend proférer des menaces de mort contre elle et contre son enfant. Elle se figure qu'il doit y avoir quelqu'un sous son lit, elle a peur, elle tente de se sauver, elle parle de se suicider et de précipiter son fils par une fenêtre dans la crainte qu'on ne le fasse souffrir. Parfois, sous l'influence de ces phobies, éclate une excitation à caractère impulsif ; elle court à travers les salles, cherche à franchir les palissades ; elle refuse les aliments, etc...

Au bout de quinze jours de traitement, les hallucinations terrifiantes se sont dissipées ; mais Madame D... est encore anxieuse, facilement désorientée par les bruits qu'elle entend et la confusion mentale persiste très accusée. Il faut scander les questions qu'on lui pose, les répéter plusieurs fois pour obtenir quelques monosyllabes. La malade ne fait preuve d'aucune spontanéité, ne s'alimente pas seule. Elle erre, inconsciente, à travers le dortoir, se couche auprès de telle ou telle de ses compagnes, ne reconnaissant pas son lit. Elle ne manifeste aucun sentiment affectif quand on lui parle de sa famille.

Trois mois après, la confusion est moindre, les conceptions sont moins lentes, la malade commence à pouvoir soutenir une conversation à condition qu'elle ne soit pas trop prolongée. Mais les sentiments affectifs ne reparaissent pas, on ne constate aucune initiative.

En octobre, une amélioration assez accusée se fait sentir. Il ne reste plus trace de phobies, Madame D... a encore un peu d'obnubilation intellectuelle, mais elle s'intéresse à son mari et à son enfant, s'occupe et demande à rentrer dans son ménage. Elle sort guérie en fin novembre 1903.

On ne constate *aucune tare héréditaire* dans l'ascendance de la malade qui ne porte aucun signe physique apparent de dégénérescence et qui, convalescente, ne présente, du reste, aucun stigmate psychique de dégénérescence.

L'origine toxi-infectieuse de l'accès d'aliénation mentale de Mme D... est nettement manifeste. Prédisposée par le délabrement de sa santé physique consécutif à son accouchement, Mme D..., à l'occasion d'une frayeur, présente de la confusion mentale extrême. Le délire est exclusivement hallucinatoire ou onirique, et, en dehors des phobies sous l'influence desquelles elle est dangereuse pour elle-même et pour son enfant, elle ne manifeste aucune idée de persécution. Elle marche vers la guérison progressivement et revient à l'état normal lentement, mais sûrement, au fur et à mesure que l'état physique s'améliore, grâce à un régime alimentaire approprié.

OBSERVATION XXXVIII

Madame L... a eu, huit mois avant son entrée à l'asile de Maréville, une fièvre typhoïde au cours de sa troisième grossesse. A la suite de l'accouchement qui s'est effectué normalement, les fatigues de l'allaitement achevèrent de ruiner la santé de la malade qui tombe dans une misère physiologique profonde. C'est alors qu'apparurent les premiers symptômes d'aliénation mentale : perte de la mémoire, mutisme presque absolu, incohérence complète, altération des sentiments affectifs, idées délirantes d'ordre religieux entretenues par des hallucinations de l'ouïe.

Après un séjour d'un mois à l'hôpital de X..., Madame L... entre à Maréville le 13 septembre 1901. Sa constitution est très débilitée, la malade ne pèse que 38 kilos.

Au point de vue psychique, elle présente surtout de la confusion mentale ; ses réponses sont lentes, brèves, tardives, elle ne sait plus en quelle année elle est venue au monde, la durée de son séjour et la date de son entrée à l'hôpital de X..., elle ne se rappelle plus avoir eu une fièvre typhoïde, le nombre de ses enfants. Elle est anxieuse sous l'influence d'hallucinations de l'ouïe : elle entend ses enfants crier : « Papa ! maman ! », et cherche à chaque instant à se lever pour aller à leur recherche. Elle dort peu. Diarrhée avec réaction fébrile.

Au bout de quelques jours, la confusion mentale est moindre, quoiqu'encore très accusée. La malade se rend parfois un peu compte de sa situation, mais elle n'a aucune spontanéité, ne mangerait pas si on ne la conduisait pas à table, ne s'occuperait pas si on ne lui mettait son ouvrage en mains. Elle pleure quand on lui parle de ses enfants, mais elle ne peut prendre part à la moindre conversation ; les réponses à des questions simples, pressantes, sont encore très lentes et très tardives. Les hallucinations de l'ouïe persistent. L'état physique s'améliore, la malade pèse 43 kilos.

L'amélioration ne progresse que très lentement ; la malade a de temps en temps de courte rechutes pendant lesquelles elle ne fait preuve d'aucune initiative, a une perversion très accusée des sentiments affectifs, une sensiblerie exagérée.

Au commencement du mois de mai 1902, l'état physique est sensiblement amélioré, les règles reparaissent et la mentalité se modifie avantageusement ; la malade sourit, parle volontiers, s'intéresse à ses enfants, demande à rentrer près de son mari, s'occupe régulièrement. L'activité cérébrale est encore hyponormale cependant. Le 13 mai, le mari retire sa femme très améliorée.

On ne relève *aucune tare héréditaire* dans la famille de Madame L..., qui ne présente elle-même aucun signe physique de dégénérescence.

La misère physiologique consécutive au dernier accouchement de Mme L... (accouchement précédé de deux autres à intervalles de six mois) a déterminé un accès de confusion mentale. Cet accès ne s'accompagne d'aucune idée délirante, d'aucune tendance un peu fixe à l'idée de persécution. Au début, la malade a eu des phobies d'origine onirique. L'amélioration très sensible qu'on constate à la sortie ne fera que s'accentuer dans un milieu familial, en raison surtout de l'absence de tare originelle.

Les symptômes d'excitation maniaque ou de confusion mentale se compliquent ici d'un délire onirique. Certaines interprétations fausses dues à ce délire pourraient en imposer pour des idées de persécution ; mais si quelques-unes disent entendre proférer des menaces de mort ou d'empoisonnement contre elles ou contre leur famille, ces illusions ou ces hallucinations n'ont aucun lien avec un délire de persécution. D'ailleurs quand la santé physique s'améliore franchement, frayeurs, phobies, illusions, interprétations fausses, etc..., disparaissent; la confusion persiste plus longtemps en raison de l'atteinte plus ou moins profonde subie par le système nerveux, mais le pronostic reste favorable et la guérison est certaine.

Aucune de ces malades, qu'elle présente ou non du délire onirique, n'a de tare héréditaire et ne porte quelque signe physique apparent de dégénérescence; aussi ne manifestent-elles pas même une tendance un peu marquée à l'idée de persécution

CHAPITRE V

Aliénations mentales par causes associées

Quand dans un délire onirique on relève une idée de persécution un peu saillante, un peu fixe, une tendance un peu accusée à l'idée de persécution, on peut conclure qu'à l'influence toxique ou infectieuse se joint celle d'une prédisposition héréditaire. Chacune de ces deux causes associées apporte dans l'aliénation mentale sa note particulière : confusion mentale hallucinatoire d'une part, délire de persécution d'autre part.

On trouve surtout cette double expression dans des cas de confusion mentale chronique, de folie alcoolique, de folie épileptique, de folie paralytique chez des héréditaires.

A. — Confusion mentale chronique.

OBSERVATION XXXIX

P... Irma, née en 1870, a reçu assez facilement une instruction primaire relativement bonne. Jusqu'à l'âge de 28 ans, elle s'occupe assez régulièrement aux travaux des champs avec ses parents qui la dirigent assez facilement, car elle a un « caractère tranquille », *peu de volonté*, et a conservé de son éducation par des religieuses, une *religiosité exagérée*.

La rupture d'un projet de mariage par suite d'insuffisance de sa dot la chagrine cependant et elle ne tarde pas à l'attribuer à la malveillance de personnes de son pays contre lesquelles elle profère même parfois des menaces. Mais elle présente surtout promptement de l'obnubilation intellectuelle, de la confusion mentale ; elle commence des phrases et ne les achève presque jamais, elle est incapable de fixer un peu son attention, de développer une idée, et cependant elle parle beaucoup, elle verbiage beaucoup. Son père, avec qui elle vivait, meurt en laissant des dettes, on vend toutes les propriétés ; la confusion mentale persistant bien accusée, la tendance au délire de persécution s'affirma cependant : dans un langage très confus, incohérent, lorsque l'on fait quelqu'allusion à ses anciens projets de mariage, ou à la vente des propriétés de son père, elle indique toujours une tendance fixe à l'idée de persécution, elle dit par exemple : « On aurait dû demander à M. X... l'affection du cœur pour moi, attendu que j'avais l'action du travail », ou « on avait pour les autres la bonté du cœur et de la nature, et pour moi, on n'avait aucune estime de l'esprit », cela dit lentement, avec beaucoup d'hésitation, d'efforts.

Lorsqu'on ne l'interroge pas, elle parle seule, à voix basse, répétant habituellement mêmes propos décousus ou mêmes fragments de phrases.

Elle nous dit un jour avoir entendu des voix qui « parlaient mal de sa conduite, qui lui reprochaient de n'avoir pas assez l'affection de la nature ».

Enfin, Mademoiselle P... montre par moments une certaine satisfaction personnelle, du névropathisme, quelques tendances à l'hypochondrie, mais elle ne présente aucun signe physique externe de dégénérescence.

Plusieurs mois après son admission dans le service, la confusion mentale persiste, bientôt augmentée par le moindre interrogatoire, et les idées de persécution sont plus accusées encore, accompagnées de récriminations exprimées dans un langage évidemment confus.

La *mère* de Mademoiselle P... est morte à l'âge de 55 ans, *aliénée* depuis plusieurs années.

Descendante directe d'aliénée, Mlle P... ne présente

tout d'abord qu'une certaine insuffisance de volonté ; une religiosité exagérée attestant en quelque sorte une suggestibilité particulière ; mais dès que des sentiments égotiques un peu développés (projets de mariage, fiançailles), sont heurtés (rupture de projets de mariage), apparaît une tendance très marquée à l'idée de persécution, même alors qu'il y a diminution manifeste, trouble profond, de l'activité psychique.

Les conditions dans lesquelles apparaît ici l'idée de persécution, malgré le ralentissement évident de l'activité cérébrale, au milieu d'une confusion mentale très manifeste, prouvent, à notre avis, l'origine en quelque sorte dégénérative de cette idée, la montrent stigmate de dégénérescence.

OBSERVATION XI.

Madame R..., âgée de 33 ans, est accouchée au mois de mars 1904 d'un enfant qu'elle allaite encore au moment de son entrée à l'asile.

Huit jours avant son admission, elle se plaint à son mari d'une céphalée intense; elle a l'air égaré et entre subitement dans un délire très accusé. Elle dit entendre des voix qui l'insultent ; elle accuse ses voisins et en particulier une femme avec qui elle s'est disputée trois semaines auparavant de lui en vouloir, d'être mal disposés à son égard, de répandre des calomnies sur son compte. Plusieurs fois elle manifeste à son mari l'intention de se rendre au commissariat de police pour demander protection contre ses ennemis. Elle insulte les passants qui, dit-elle, murmurent des injures sur son passage. Assez calme le jour et s'occupant encore un peu de son ménage, la nuit elle est constamment sur pied, réveillant à chaque instant son mari pour lui dire que des gens se sont introduits dans la chambre ; aussi elle barricade les portes en accumulant des meubles devant elles, elle passe des heures à la fenêtre pour guetter ses ennemis, écoutant des conversations imaginaires dans lesquelles on l'accuse d'être atteinte d'une maladie vénérienne, de se livrer à l'alcoolisme, de se mal conduire. Elle craint qu'on ne vienne, la nuit, la tuer dans son sommeil et ne se couche qu'après une inspection minutieuse des appartements et après avoir placé dans son lit des bouteilles avec lesquelles elles espère se défendre. Elle mange peu, quoiqu'elle ne présente aucune crainte d'empoisonnement, ne dort plus, ne manifeste aucun sentiment affectif à l'égard de son mari à qui elle ne parle que pour se plaindre de ses persécutions, ni à l'égard de ses enfants qu'elle néglige de plus en plus. Elle est assez irritable, s'emporte facilement à la moindre contrariété, menace même de frapper.

Madame R... a été atteinte d'une fièvre typhoïde il y a 8 ans; depuis cette époque elle avait parfois des « absences »; elle était à certains moments rêveuse, indifférente, ne répondant pas aux questions qu'on lui posait. Variole il y a 5 ans.

Au moment de son admission (11 février 1905), Madame R... présente surtout de la confusion mentale, de la lenteur et du retard dans les conceptions, une inertie habituelle et un manque d'initiative qui ne lui permettent pas de s'occuper et de se donner les soins les plus élémentaires. Elle est parfois en proie à des hallucinations ou des illusions terrifiantes : elle se croit poursuivie par ses voisins qui menacent de la tuer, d'assassiner son mari et ses enfants, qui ne lui veulent que du mal. Sous l'influence de ces troubles, elle se sauve à travers les salles, croit entendre son mari qui l'appelle dans la cour et se précipite aux fenêtres pour lui crier de se mettre en garde contre leurs ennemis. La nuit, elle se relève à chaque instant pour inspecter les alentours de son lit, et ne se couche qu'après avoir placé près d'elle une chaise qui lui servirait d'arme défensive en cas d'attaque. De temps en temps elle gémit : « Les voilà qui arrivent; ils vont me tuer; au secours! » Parfois elle a quelques moments de lucidité pendant lesquels elle se rend un peu compte de son état.

Au bout de quelques jours, les hallucinations terrifiantes sont moins accusées et moins fréquentes. L'anxiété diminue d'autant; mais Madame R... est toujours très confuse, sans volonté, obnubilée et refuse de s'occuper. Au mois de juin elle fait une tentative de suicide par strangulation qu'elle ne peut nous expliquer. Depuis cette époque la confusion mentale est toujours très accusée; Madame R... ne répond pas aux questions qu'on lui pose, ou ses réponses sont lentes, brèves, parfois incohérentes. Elle reste accroupie sur une chaise pendant des journées entières, rit sans motif. Les idées de persécution persistantes sont très vagues; Madame R... ne parle plus de ses voisins; c'est Dieu qui maintenant veut lui faire du mal; dès qu'elle sera dehors, elle sera victime des gens qu'il lancera à ses trousses. Les hallucinations terrifiantes semblent disparues. Pas d'idées de culpabilité.

Le *père* de Madame R..., mort à 72 ans, était un *ivrogne* ayant présenté à plusieurs reprises des symptômes d'alcoolisme aigu. Elle-même présente comme signe physique de dégénérescence les lobules des oreilles sessiles.

Confuse et sous l'influence d'un délire onirique et d'hallucinations terrifiantes, en raison de l'auto-infection et de l'affaiblissement physique déterminés par son accouchement et l'allaitement prolongé de son enfant, Mme R..., héréditaire (fille d'alcoolique), apparait surtout avec des idées de persécution quand elle délire.

Chez ces deux malades, une auto-infection a déterminé un accès de confusion mentale. Elles présentent nettement des idées de persécution ou une tendance bien marquée à l'idée de persécution et elles sont toutes deux affectées d'une tare nerveuse originelle.

C'est à celle-ci aussi qu'il faut attribuer la tendance de leur psychose à la chronicité, car leur mentalité ne subit aucune transformation favorable alors que leur santé physique s'améliore, contrairement aux exemples que nous avons relatés plus haut, dans lesquels l'état mental progressait vers la guérison à mesure que les symptômes toxi-infectieux disparaissaient.

Il semble donc que les causes déterminantes de la confusion mentale hallucinatoire ont donné une impulsion à l'évolution de la dégénérescence et que, cette évolution une fois imprimée, les stigmates psychiques de dégénérescence restent plus accusés même après atténuation ou disparition des troubles qui se rattachent surtout à la cause toxi-infectieuse.

B. — Folie alcoolique

L'alcoolisme, agissant comme cause toxi-infectieuse, donne naissance à un délire onirique qui emprunte à la nature de l'intoxication un caractère spécial. Les nuits sont troublées par des cauchemars terrifiants et des hallucinations sensorielles multiples dont l'effet subsiste pendant la journée ou se traduit ou par des troubles analogues, ou par des interprétations fausses de nature pénible variant souvent par suite d'influences de milieu.

Quand l'intoxication alcoolique se produit chez des prédisposés le délire toxi-infectieux se complique d'un délire de persécution nettement manifeste dont l'apparition est singulièrement facilitée par les troubles sensoriels dus au toxique, troubles dans lesquels il trouve des éléments particulièrement favorables à son éclosion et à son développement.

OBSERVATION XLI

Mademoiselle Cr..., âgée de 60 ans, entre à l'asile de Maréville le 14 octobre 1898. *Descendante d'alcoolique*, elle a été orpheline dès le jeune âge et a mené une vie assez mouvementée. Adonnée à la boisson, souvent ivre, elle ne pouvait se fixer nulle part ; elle nous dit avoir vécu seule pendant un an dans le bois. Elle a eu de nombreux accidents ou querelles ainsi que semblent l'attester cicatrice de coup de hache à la nuque, trace de fracture du pouce, de fracture de la clavicule, division des lobules des oreilles par arrachement des boucles d'oreilles, etc... Son raisonnement exprime une certaine débilité mentale ; elle présente du reste une irritabilité spéciale, une satisfaction exagérée ; elle a un caractère difficile, devient facilement arrogante par paroles et par gestes, raconte qu'elle a été ramassée injustement pour ivresse sur la voie publique un jour qu'elle était allée à V... pour affaires. Elle prétend n'avoir pas mérité son séjour en prison. Elle est d'ailleurs victime de la société qu'elle a dû quitter pour vivre dans les bois ; tous les habitants de son pays et ses parents sont de mauvaises gens, etc... Elle manifeste en même temps des idées de grandeur, elle dit avec emphase qu'elle est Jeanne d'Arc, sainte Philomène, qu'elle vient de ressusciter pour la septième fois, qu'elle a été plusieurs fois sur le point d'être nommée « mairesse » de son village. D'ailleurs Dieu qu'elle voit et entend souvent l'a chargée d'une mission et lui a donné une puissance qui défie les attaques de ses ennemis.

Elle présente de *nombreux signes physiques de dégénérescence :* asymétrie faciale, lobules des oreilles sessiles, voûte palatine ogivale, et des symptômes d'alcoolisme : tremblement des doigts et de la langue, cauchemars, etc...

Les idées délirantes ne s'atténuent que très lentement ; les hallucinations et les interprétations qui accusent surtout l'alcoolisme se dissipent relativement assez vite, mais il n'en est pas de même des idées de persécution et de satisfaction personnelle qui s'affirment bien nettement encore après un séjour de plusieurs années dans le service. Elle récrimine fréquemment, proteste sans cesse contre son internement, accuse la justice, le maire de son pays, les médecins de l'asile de la tenir enfermée injustement ; mais elle saura faire valoir ses droits, on verra qui elle est, etc... Elle est facilement irritable, autoritaire, admet peu facilement les remontrances, parfois difficile à diriger.

En février 1904, après de nombreuses lettres adressées au maire de son pays, elle est réclamée par celui-ci et sort très améliorée.

L'hérédité de Mlle Tr... (alcoolisme paternel) est suffisamment attestée par de nombreux signes physiques de dégénérescence, par un raisonnement de débilité mentale et par une irritabilité anormale, caractères qui ne vont jamais sans une prédominance d'égotisme qui fait que les sujets qui les offrent sont portés à se considérer comme persécutés dès qu'ils éprouvent quelques déceptions, quelques contrariétés. Il a suffi qu'une intoxication alcoolique mette les facultés mentales et intellectuelles de Mlle Tr... en état d'infériorité plus marquée pour que ces tendances à l'idée de persécution deviennent un véritable délire. Si, à sa sortie, les symptômes directs d'intoxication alcoolique sont disparus depuis longtemps, Mlle Tr... n'en conserve pas moins son caractère spécial impliquant une tendance très prononcée à l'idée de persécution et les moindres contradictions suscitent encore les protestations toujours essentiellement égoïstes, les interprétations erronées qui découlent habituellement de l'idée de persécution.

OBSERVATION XLII

Madame A..., âgée de 31 ans, a toujours eu un *caractère vif, emporté*. Mariée à un employé du chemin de fer qui la laissait seule toute la journée, elle se livrait à des excès de boisson et absorbait une assez grande quantité de vin et d'alcool.

Six semaines avant son entrée à Maréville, son mari s'aperçut qu'elle déraisonnait. Elle lui racontait qu'ils étaient divorcés, qu'il s'était remarié avec deux autres femmes, que ses voisins l'injuriaient continuellement et l'espionnaient à l'aide de longues-vues. La nuit, elle avait fréquemment des cauchemars, se voyait entourée d'animaux, se réveillait en criant qu'elle allait être déportée à Cayenne pour dix ans, etc... Envoyée à la campagne, chez une parente, son état s'aggrave. Elle s'excite souvent, court à travers les rues en criant : « Au secours ! A l'assassin ! » Elle accuse les personnes qui la soignent de vouloir l'empoisonner avec de la fuschine et elle menace de tuer ses parents ; elle se précipite même sur sa belle-sœur, un couteau à la main. Sous l'influence de ces idées, elle ne mangeait plus, jetait une grande partie de ses aliments sous prétexte qu'ils étaient empoisonnés ; elle ne dormait plus.

Lors de son admission, elle est encore très agitée, loquace ; elle accompagne ses récriminations de gestes désordonnés et menaçants. Elle manifeste une animosité très marquée contre son mari qu'elle accuse de froideur à son égard, de la tromper avec d'autres femmes ; elle prétend qu'on lui a mis quelque chose sur les yeux pour affaiblir sa vue (la malade est atteinte de cataracte double). La nuit, elle entend des femmes qui ricanent, l'injurient grossièrement, répètent ses propres pensées en patois. On l'électrise ; elle ressent les secousses électriques dans les bras et dans les mollets sous forme de piqûres, de crampes, de picotements. Elle est en proie à des cauchemars terrifiants et se réveille souvent pour crier au secours. Elle se plaint de ne pouvoir aller à la selle parce qu'elle a « le rectum encombré de mie de pain empoisonnée ». Elle est souvent violente, difficile à diriger, menace de frapper quand on veut l'habiller ou la déplacer.

Madame A... présente de nombreux signes physiques d'alcoolisme chronique : tremblement des mains et de la langue, pupilles inégales, réflexes pupillaires supprimés, douleurs dans les membres.

Les symptômes aigus d'intoxication alcoolique s'atténuent assez rapidement, mais les idées de persécution et de jalousie ne disparaissent que très lentement. La malade est persuadée que son mari l'a quittée pour vivre avec d'autres femmes. Cependant, après plusieurs visites de celui-ci, elle se rend compte peu à peu « qu'elle avait la tête troublée, qu'elle rêvait des histoires extraordinaires », et, quand elle sort au bout de deux mois de traitement, il ne lui reste qu'un peu d'affaiblissement intellectuel et un peu d'irritabilité anormale.

Madame A... est fille d'une *mère alcoolique.*

En dehors des hallucinations terrifiantes et des interprétations fausses que présentent la malade en raison de son intoxication alcoolique, le délire prédominant est un délire de persécution très accusé qui s'est développé d'autant plus facilement que, les troubles dus à l'éthylisme aidant, il y avait chez cette femme une tare nerveuse originelle. L'amélioration du délire et celle des symptômes d'intoxication progressent parallèlement ; cependant, à sa sortie, il reste à la malade une certaine tendance à l'idée de persécution, une irritabilité anormale, une tendance marquée à la méfiance.

OBSERVATION XLIII

Madame V..., 36 ans, entre à l'asile de Maréville le 30 mai 1901. Elle présente quelques *signes physiques de dégénérescence* : asymétrie faciale, voûte palatine ogivale, lobule des oreilles sessile, et des symptômes d'alcoolisme : tremblement des mains, pupilles contractées, réflexes pupillaires paresseux, douleurs dans les membres, cauchemars, zoopsie, troubles digestifs.

Mariée depuis 20 ans, elle fut d'abord assez heureuse en ménage ; mais, depuis cinq ans, son mari, à ses dires, cherche à se séparer d'elle pour vivre avec une autre femme. C'est depuis cette époque qu'elle manifeste des troubles mentaux qui se sont accentués depuis deux ans, à la suite d'excès alcooliques (ingestion de rhum et de liqueurs en assez grande abondance).

Au moment de son entrée, Madame V... présente surtout des symptômes d'excitation maniaque : elle parle avec volubilité, ne dort pas, verbiage pendant la nuit. Elle est sous l'influence d'idées de persécution entretenues par des hallucinations de presque tous les sens. Elle raconte que son mari la trompe avec une voisine, qu'il cherche à se débarrasser d'elle en ajoutant des poudres toxiques à ses aliments ; ces poudres lui brûlent la gorge et déterminent une soif intense qu'elle cherche à apaiser en absorbant des liquides alcooliques. Par suite de ces tentatives d'empoisonnement, son corps est en putréfaction, elle sent mauvais, elle n'ose s'approcher de ses compagnes parce que son haleine répand de mauvaises odeurs autour d'elle. Elle accuse son mari d'avoir fait mourir deux de ses enfants ainsi que sa rivale, et elle ajoute ensuite que son mari et sa concubine seront brûlés vifs dans une chaudière, sur la place publique, parce qu'ils ont fait coller sur les murs de son pays d'immenses affiches dans lesquelles on l'accuse d'avortements. Elle manifeste aussi quelques idées de grandeur avec exagération du sentiment de la personnalité ; ainsi elle raconte qu'elle possède des bijoux anciens d'une très grande valeur, qu'elle exerce une action puissante sur la justice de son pays.

Au bout de quinze jours de traitement, les troubles constatés à l'entrée sont moins accusés. L'excitation est tombée et fait place à un peu de dépression. Madame V... pleure facilement, surtout quand on lui parle de ses enfants. Les hallucinations tendent à disparaître, les cauchemars ne troublent plus les nuits qui sont calmes ; les réflexes pupillaires sont moins paresseux. Mais Mme V... est encore sous l'influence des idées de jalousie et de persécution ; ces idées ont un caractère puéril, sont parfois contradictoires ; c'est ainsi qu'elle raconte un jour que son mari vient de mourir, alors qu'elle avait déjà annoncé sa mort quinze jours auparavant.

L'amélioration progresse assez rapidement en même temps que les symptômes d'intoxication alcoolique disparaissent peu à peu. Les lettres de la malade à son mari sont de plus en plus affectueuses; elle lui demande pardon des accusations qu'elle a portées contre lui, et cependant manifeste encore quelques doutes qui, dit-elle, se dissiperont probablement quand elle sera rentrée dans son ménage. Elle s'occupe régulièrement, dort bien et, le 26 juillet 1901, elle sort guérie.

Le *père* de Mme V... a toujours été *nerveux*, *vif*, *buveur*, *mort alcoolique* à la prison de C..., où il avait été enfermé pour viol. La mère est morte de chagrin. Mme V... a toujours eu un *caractère nerveux*, *emporté*.

Pendant trois ans, Mme V.. a des troubles mentaux peu accusés. En raison de son tempérament nerveux et de son caractère ombrageux, irritable, elle est en proie à des idées de jalousie plus ou moins fondées et tend à se croire persécutée par son mari et la concubine qu'elle lui suppose. Arrive l'intoxication alcoolique qui porte une grave atteinte à ses facultés de jugement et de raisonnement et l'idée de persécution apparaît très manifeste, entretenue par des hallucinations multiples et des interprétations fausses qui se rattachent plus à l'origine toxique de la maladie qu'au délire lui-même. C'est pourquoi les idées de persécution et les hallucinations deviennent de moins en moins accusées à mesure que les troubles dus à l'intoxication éthylique s'atténuent ; mais, ceux-ci disparus, il reste encore des doutes, une certaine tendance à l'idée de persécution, et il suffira que Mme V... commette de nouveaux excès alcooliques pour que les mêmes idées délirantes réapparaissent.

Ces trois malades, filles d'alcooliques, présentent, bien avant l'apparition des troubles mentaux, outre des signes physiques très apparents de dégénérescence, un caractère vif, emporté, nerveux. L'une, célibataire, est peu sociable et vit seule dans les bois ; les autres se croient lésées, probablement à tort, puisqu'à leur sortie, elles trouvent leur mari prêt à les accueillir, dans leur bonheur conjugal. Il y a donc primitivement chez toutes trois une prédominance marquée de l'égotisme que nous avons vu avoir si facilement pour conséquence l'idée de persécution.

Celle-ci apparaît à l'occasion de l'intoxication alcoolique. Pendant leur séjour à l'asile, le caractère primitif de ces malades n'a fait pour ainsi dire que s'affirmer davantage : tendant auparavant à l'idée de persécution, elles deviennent nettement persécutées dès que l'influence toxique de l'alcool a mis leur système nerveux central en état d'infériorité plus accusée. Les illusions, les hallucinations multiples, les interprétations fausses, les phobies dues aux agents toxiques viennent alimenter un délire de persécution ; quand les symptômes d'alcoolisme disparaissent, les idées délirantes s'atténuent ; mais, et c'est là la conséquence de la prédisposition héréditaire, ces malades n'en conservent pas moins à leur sortie une irritabilité anormale par laquelle se révèle encore leur tendance à l'idée de persécution ; leur tare originelle a même souvent reçu et conservé une certaine accentuation.

C. — Folie épileptique.

Chez l'épileptique qui délire, l'idée de persécution est l'idée délirante la plus commune et cela semble d'autant plus naturel que l'épileptique est généralement un dégénéré.

Dans les épilepsies consécutives à une auto-infection ou une auto-intoxication, l'apparition de l'idée de persécution nettement accusée permet de conclure à l'existence d'une tare dégénératrice.

OBSERVATION XLIV

Mlle A... a des accès d'épilepsie depuis l'âge de 15 ans. Elle entre à l'asile quatre ans après l'apparition des premiers troubles convulsifs pour un accès de manie qui s'est déclaré à la suite d'un accès épileptique.

Au moment de son entrée, elle est très instable, loquace, désordonnée dans ses actes, crie, chante, ne dort pas. Elle manifeste quelques idées de persécution, accuse certaines personnes de lui avoir soufflé du gaz et de l'eau dans le corps pour se débarrasser d'elle. Elle se vante d'une vertu farouche, d'une conduite irréprochable dont elle parle volontiers, que des gens lui jalousent et essayent de ternir sa réputation. On agit sur elle au moyen du gaz, de l'électricité, on cherche à l'empoisonner, à l'étouffer.

Les symptômes maniaques s'améliorent rapidement, et, après un mois de traitement, Mlle A... sort guérie de son accès de manie, mais non de son épilepsie.

Mlle A... appartient à une *famille d'originaux et de déséquilibrés* : *père absinthique*, *mère alcoolique et éthéromane*, *un frère dégénéré physiquement*, intelligent, mais *romanesque*, ayant eu, dans sa jeunesse, des *accès nocturnes d'épilepsie*, une *cousine germaine déjà internée pour un accès de manie*. La malade présente comme *signes physiques de dégénérescence* une implantation irrégulière des dents et voûte palatine ogivale.

Mlle A... possède une tare héréditaire très lourde qui explique l'apparition des idées de persécution dans ses accès de manie.

OBSERVATION XLV

Mme M..., âgée de 38 ans, présente des symptômes d'épilepsie convulsive depuis cinq ans, à la suite d'un accouchement.

Elle exerçait la profession de sage-femme quand, six mois avant son entrée à l'asile de Maréville, une collègue vint s'établir dans son pays. Elle perdit de nombreuses clientes et, sous l'influence d'ennuis et de tracas, elle s'adonna à la boisson. Ces excès alcooliques déterminèrent des troubles mentaux caractérisés principalement par des symptômes d'excitation maniaque.

Lors de son admission, Mme M... est très agitée, verbiage sans cesse d'une façon incohérente, crie, chante, est toujours en mouvement, ne dort pas. Elle accuse sa rivale de l'avoir ruinée et profère contre elle des menaces de mort. Sous l'influence de ces idées de persécution, elle devient violente, frappe les personnes qui l'entourent, brise des carreaux. Les accès convulsifs et les vertiges épileptiques sont fréquents et s'accompagnent de paroxysmes des symptômes maniaques.

Actuellement, Mme M... est habituellement calme, mais elle a un caractère difficile, est facilement irritable. Elle récrimine fréquemment, porte des accusations fausses contre les personnes qui lui donnent des soins. Au moment des accès d'épilepsie, qui ne reviennent qu'à d'assez longs intervalles, Mme M... s'excite et manifeste de véritables idées de persécution : on intercepte les lettres de son mari et de sa fille, on la brutalise, on se moque d'elle, on lui donne une alimentation répugnante, on refuse de la soigner, et elle récrimine grossièrement, insulte ses voisines, menace de les frapper.

Quoique Mme M... ne connaisse pas elle-même de tare héréditaire dans sa famille, elle porte plusieurs *signes physiques de dégénérescence*; son niveau intellectuel est d'ailleurs peu élevé.

Déjà prédisposée en tant qu'épileptique à l'idée de persécution, Mme M... l'est encore parce que dégénérée. Ses idées de persécution se manifestent principalement pendant les périodes de troubles psychiques qui accompagnent les accès convulsifs ou qui sont équivalents épileptiques.

OBSERVATION XLVI

Mme veuve J..., ancienne horlogère, aujourd'hui âgée de 70 ans, a été admise dans le service en novembre 1882. De l'âge d'une vingtaine d'années à celui de 48 ans (1876), elle avait à chaque période menstruelle un accès de migraine assez violent et elle était habituellement maussade et taciturne.

En 1876, sa *sœur meurt subitement* sans testament, et elle éprouve surtout une vive déception, car elle n'a pas l'héritage qu'elle attendait. Quelques jours après, son fils, en jouant, allume un incendie dans un petit bois. Ces deux faits déterminent un changement très sensible dans le caractère; habituellement taciturne et concentrée déjà, notre malade s'assombrit de plus en plus et, au bout d'une quinzaine de jours, on remarque « insomnies, pérégrinations nocturnes, *délire de persécution*, « menaces, injures et violences envers les membres de sa fa« mille et les voisins. On dut, ajoute le médecin de la famille « dans son certificat à fin d'admission dans notre service, la « faire interner à D... six semaines après le début de la ma« nie ; elle y resta quinze mois et en revint légèrement amélio« rée ; la malade était plus tranquille, mais il n'y a jamais eu « d'intervalles lucides ; les facultés affectives étaient complète« ment obnubilées ».

En juillet 1882, elle perd son mari. « Après la mort de celui« ci, dit encore le médecin de la famille, la maladie est redeve« nue plus intense, non à cause du chagrin que la malade en « a ressenti, mais parce qu'elle n'avait plus autour d'elle la « seule personne qu'elle craignit un peu et devant laquelle elle « se contraignit ; elle est redevenue agressive et brutale, mal« traite ses enfants et les voisins, injurie les passants, etc.... « Depuis quelque temps les accès de fureur sont précédés de « vertiges épileptiques : la malade fait deux ou trois tours sur « elle-même, a des spasmes respiratoires, finit même quelque« fois par tomber sans connaissance avec quelques convulsions.

« Quand elle revient à elle même, le regard est vague, inquiet, « et l'accès de délire de persécution commence : elle s'imagine « qu'il y a un homme chez sa fille et saisit un couteau, une « hache, avec lesquels elle menace de tuer ses enfants. »

En novembre 1882, cette femme arrive dans notre service avec des idées absurdes de richesse et de grandeur, de la loquacité incohérente et une tendance particulièrement marquée à la colère; toutes les maisons qu'elle voit lui appartiennent, de même que toute la terre, tout le monde; elle est impératrice, reine; Dieu est à elle; il lui parle; elle a 162 ans depuis le règne de 1702; elle s'irrite lorsque l'interrogatoire se prolonge un peu.

Elle reste ainsi, avec fréquents moments d'excitation (propos grossiers, hallucinations de la vue et de l'ouïe, erreurs de personnalité, idées de persécution ou préoccupations hypochondriaques, prétendant parfois qu'on lui fait manger de petits enfants coupés en morceaux, qu'on va lui faire manger ainsi ses fils qu'elle voit près d'elle), jusqu'en juin 1883, époque à laquelle on constate, dans le service, la première grande attaque complète d'épilepsie. On ne note ensuite, de juin à fin décembre 1883, que quatre grandes attaques d'épilepsie; mais on remarque de fréquents accès d'agitation avec délire et hallucinations et la malade reste habituellement très irritable; la colère éclate dès qu'on lui adresse la parole.

Puis les grandes attaques deviennent mensuelles, l'irritabilité persiste, mais l'agitation spontanée diminue de fréquence et d'intensité.

Actuellement, les attaques convulsives ne se produisent plus, ou du moins il n'en a pas été constaté depuis 1903 (une seule en 1903), les moments d'excitation sont rares, de courte durée et presque toujours la conséquence de contrariétés de la part de l'entourage; des hallucinations persistent, surtout des hallucinations de l'ouïe, ainsi que des interprétations délirantes, des idées de persécution, mais peu nettes; du reste toutes les facultés sont, comme vous le constatez, très affaiblies; toutefois le caractère primitif, l'irritabilité et la sensibilité spéciale à la flatterie sont encore assez apparents.

Dans cette observation extraite d'une leçon de M. le Dr Pâris sur « les équivalences épileptiques », on voit la tendance marquée à l'idée de persécution et l'idée de persécution apparaître à côté des premières manifestations épileptiques, migraines par accès périodiques, et l'aliénation mentale évoluer à la façon du délire de persécution des dégénérés non épileptiques. La tare héréditaire bien affirmée par cette évolution l'était déjà, à notre avis, par l'apparition bien saillante de l'idée de persécution.

Ces épileptiques sont naturellement portées, en tout temps, à la méfiance; elles sont irritables, susceptibles, et supportent difficilement les plus petites contrariétés. Mais quand un excès d'aliénation mentale accompagne ou remplace leurs périodes convulsives, les idées de persécution apparaissent plus manifestes.

D. — Folie paralytique

Si l'idée de persécution est bien, comme nous le pensons, stigmate de dégénérescence, on doit la rencontrer aussi chez les paralysés généraux ayant une tare originelle accusée déjà par une certaine désiquilibration mentale antérieurement au début de la paralysie générale.

Les observations suivantes sont, à cet égard, assez démonstratives.

OBSERVATION XLVII

B. V..., âgé de 55 ans, alcoolique invétéré, entre à l'asile de Maréville en octobre 1905 avec des signes de paralysie générale progressive. Il a de l'embarras de la parole, de l'incertitude de la démarche, de l'inégalité des pupilles qui sont punctiformes, du tremblement fibrillaire des muscles de la langue et de la face, de l'incoordination des mouvements.

Il manifeste des idées de grandeur et de richesse, possède tous les terrains des chemins de fer, un nombre considérable de bestiaux et de bouteilles de vin dont il propose la vente à tout le monde, etc..., ses facultés intellectuelles sont très affaiblies, sa mémoire diminuée. .

Il présente aussi un délire de persécution assez accusé. Quelques jours avant son entrée à l'asile, il s'est figuré que son propriétaire voulait le voler ; sous l'influence de cette idée, il commença à déménager son mobilier, puis il barricada sa porte, monta dans son grenier et vida dans le tuyau de son poêle un bidon de pétrole. Le commencement d'incendie qui s'était déclaré put heureusement être éteint par les voisins. L'un de ceux-ci, qui reprochait au malade sa conduite dangereuse, reçut de lui un coup de lampe de mineur sur la tête. C'est à la suite de ces violences que B. V... fut placé en observation à l'hôpital de X... Là, il invectiva le personnel, se montra très violent, accusant tout le monde de lui en vouloir, de l'avoir fait interner à tort.

Il arrive dans le même état à l'asile. Il récrimine constamment, accuse sa femme, son propriétaire, se montre souvent violent et difficile à maintenir.

B. V... est *fils d'alcoolique*.

Les idées de persécution sont donc apparues au début d'une paralysie générale déterminée par une autointoxication chez un prédisposé.

OBSERVATION XLVIII

F. L... a eu la syphilis à 34 ans. Employé dans une grande maison de commerce à Paris, il a mené une joyeuse vie. Ces excès ont déterminé à l'âge de 40 ans une paralysie générale progressive qui l'amène à l'asile de Maréville en septembre 1904.

A son entrée, F. L... présente de nombreux signes somatiques et intellectuels de paralysie générale : incoordination des mouvements, inégalité pupillaire, réflexes pupillaires paresseux, tremblement fibrillaire des muscles de la langue, embarras de la parole, accrocs du langage, verbigération, affaiblissement intellectuel, diminution de la mémoire, idées de richesse.

Il manifeste des idées de persécution dès son entrée à l'asile : il proteste contre son internement, refuse de se laisser examiner sous prétexte que les médecins qui le soignent ne sont pas aliénistes. Il veut les citer en justice et les faire passer devant le tribunal correctionnel, ainsi que ses parents, pour internement arbitraire. Ces idées de persécution sont enfantines, en rapport avec l'affaiblissement des facultés intellectuelles.

Il meurt en avril 1905 à la suite d'une apoplexie cérébrale. L'autopsie confirme le diagnostic de paralysie générale progressive.

Nous manquons de renseignements exacts sur les antécédents immédiats de F. L... *Une de ses tantes* a présenté des *troubles mentaux de nature mystique* au moment de l'âge critique.

Malgré leur apparence puérile, en raison de la déchéance psychique, les idées de persécution de F. L... n'en sont pas moins nettes, et sont la preuve qu'une influence dégénérative a aidé l'action de l'infection syphilitique dans la génèse de cette paralysie générale.

OBSERVATION XLIX

F. G... entre pour la première fois à l'asile de Maréville en septembre 1901, à la suite d'un séjour de plusieurs mois à l'hôpital de N...

Lors de son admission, il présente de l'embarras de la parole, de l'inégalité et de l'irrégularité des pupilles, du tremblement fibrillaire des muscles de la langue. Il nie tout antécédent vénérien ou alcoolique.

Il manifeste quelques idées de contentement et de satisfaction personnelle et des idées de persécution. L'interrogatoire est laborieux ; le malade est très méfiant et se laisse aller difficilement à des confidences sur sa vie antérieure. Il se croit entouré d'ennemis qui cherchent à surprendre ses paroles. Il les accuse de l'avoir fait placer par vengeance à l'hôpital de N...., puis à l'asile de Maréville ; il ne se croit pas malade, encore moins aliéné et réclame sa sortie immédiate.

Il est assez calme pendant le jour parce qu'il se sent observé; mais la nuit, probablement sous l'influence d'hallucinations qu'il dissimule, il est agité, repousse ses ennemis, les injurie et ne dort pas.

Son état s'améliore cependant ; il devient plus calme, recouvre le sommeil et, malgré le diagnostic de présomption de paralysie générale progressive et les troubles somatiques qui persistent, il est repris par sa famille après deux mois de traitement.

Il est placé de nouveau à l'asile en février 1903. Les troubles somatiques n'ont subi aucune aggravation ; il a même embarras de la parole, même incoordination des mouvements, etc...

Il accuse sa femme de vouloir se débarrasser de lui ; elle l'a rendu toute sa vie malheureux et plusieurs fois il l'a frappée et menacée de mort. Il ne peut s'expliquer son nouvel internement et se croit victime d'un complot. Ses ennemis en veulent à ses richesses, à ses propriétés et il demande instamment sa mise en liberté pour pouvoir défendre son bien.

Deux ans après son entrée à l'asile, le diagnostic de paralysie générale progressive s'affirme nettement.

F. G... est *fils d'alcoolique*. *Sa mère* a présenté de vagues *troubles* intellectuels vers la fin de sa vie. Il a les lobules des oreilles sessiles.

Les idées de persécution que manifeste F. G. . sont très nettes ; il connaît parfaitement ses ennemis et décrit les persécutions dont il est l'objet avec précision. Sa tare originelle, son caractère défiant devaient, *à priori*, faire penser qu'une cause quelconque d'affaiblissement intellectuel ferait naître l'idée de persécution, et c'est ce qui est arrivé lorsqu'ont éclaté les premiers symptômes psychiques de paralysie générale progressive.

Nous devons à l'obligeance de M. le Dr Aubry, médecin-adjoint, les deux observations suivantes recueillies dans le service de M le Dr Vernet. Ces deux malades, les frères L..., ont été internés à Maréville il y a quelques années pour paralysie générale. En même temps ils présentent des symptômes d'alcoolisme chronique. Les idées de persécution qu'ils manifestent tiennent évidemment des deux aliénations mentales; mais quand les symptômes aigus d'intoxication alcoolique sont disparus au bout d'un certain temps et que la paralysie générale progressive est nettement établie, les idées de persécution persistent en raison de la tare héréditaire familiale.

OBSERVATIONS L et LI

L'aîné des deux frères L..., Alexandre, est né en 1862. Assez peu intelligent, il a eu un développement intellectuel pénible, et malgré une fréquentation relative de l'école, il ne sait ni lire, ni écrire. Enfant, il était irascible, batailleur, brutal.

Il s'est marié et n'a pas eu d'enfants. Après des discussions et des batailles fréquentes, sa femme, lassée des scènes de ménage continuelles qu'il faisait, a quitté le domicile conjugal pour aller vivre avec un autre ouvrier.

Syphilis non soignée à l'âge de 24 ans. Ouvrier maçon, assez assidu quoique travail irrégulier; s'emportait facilement, ne pouvait supporter la contradiction, se battait fréquemment. Buvait les jours de paye et était méchant pendant ses ivresses. Alcool à jeun tous les matins et nombreux verres de vin pendant la journée. A fait un an de service militaire.

Depuis mai 1903, Al... est devenu tout à fait insupportable ; il parlait seul, s'attaquait à des inconnus dans la rue, cherchait querelle à tout le monde.

Au début de juin 1903, il crut entendre un co-locataire dire : « il faut le tuer » ; au moment où cette hallucination se produisit, ce locataire jouait d'un instrument de musique, et bientôt, dans toute la rue, Al... entendit des cris : « On le tuera ». Depuis, il n'ose plus sortir, barricade sa porte ; la nuit, il voit des personnes armées de frondes lancer de loin quelque chose contre sa fenêtre ; certaines montent dans les arbres pour l'atteindre plus facilement. Le 23 juin, dans la nuit, un voisin lui a dit, prétend-il : « Si tu descends, je te tue ». Il est pris alors de tremblements, crie pendant toute la nuit, frappe contre les murs. Il est placé le lendemain à Maréville.

Al... est un homme fort, vigoureux. Il a les oreilles asymétriques, des malformations dentaires, une voûte palatine ogivale.

Pupilles égales, mais déformées ; abolition du réflexe lumineux ; parésie du muscle droit externe de l'œil droit, réflexes patellaires asymétriques, exagéré à gauche. Parole rapide, tremblée, bredouillée. Mots d'épreuve impossibles à prononcer. Céphalée fréquente.

Al... a une attitude méfiante, se tient à l'écart, parle peu et jamais spontanément ; quand on l'interroge, il reste les sourcils contractés, répond d'abord par monosyllabes, puis se met bientôt en colère, menace, s'anime en racontant son délire.

On constate de l'affaiblissement intellectuel, de la diminution de la mémoire, la disparition des sentiments affectifs et des idées délirantes non systématisées de persécution. Il nous dit qu'il voit bien que depuis longtemps déjà on lui en veut parce qu'il est bon ouvrier ; on se moque de lui et même, ajoute-t-il en pleurant, on veut sa mort. Sa famille participe aussi à ces persécutions ; les gens du quartier, le commissaire de police veulent le voir mort. « Ils y arriveront, allez! » dit-il. Il n'ose plus manger ni boire; chez lui, il mettait de la terre dans sa serrure parce qu'on le guettait par le trou avec un petit fusil. Il entend sans cesse ses voisins qui disent : « On va tuer l'Alexandre » ; on fait de la musique autour de lui pour le faire enrager. Les hallucinations auditives sont entendues par les deux oreilles d'une façon égale ; elles semblent précises malgré la co-existence d'illusions manifestes, le malade rattachant à lui toutes les paroles prononcées dans son entourage. Pas d'idées de grandeur, pas d'idées de vengeance à part quelques menaces de « malheur » qu'il fera si on continue.

Le 8 juillet, Al... a une syncope avec crises épileptiformes probables. Confusion mentale consécutive sans lésions apparentes de la motilité.

Le 10 juillet il est triste, déprimé, pleure. Les mêmes idées de persécution persistent ; les illusions de l'ouïe sont continuelles avec interprétations fausses : les bruits du dortoir sont dirigés contre lui ; les insultes proférées par les autres malades sont des menaces de mort. Il gémit sur sa santé, montre ses bras que tous ses malheurs ont flétris. Tout son corps est empoisonné. Il est anxieux, craintif : « ils me tueront, ils me tueront », répète-t-il sans cesse sans préciser les personnes qui doivent le tuer « tout le monde a dit : « L'Alexandre est f... il crèvera, on l'enterrera vivant, c'est un chien, tuez-le ».

L'embarras de la parole est moins accentué, à tel point que le certificat de quinzaine porte : « Atteint de dépression mélan-« colique avec hallucinations de l'ouïe, idées de persécution, « craintes imaginaires, troubles de la sensibilité générale ». — Signé : Dr Vernet.

En septembre 1903, Al... est toujours déprimé et persécuté. Les troubles de la marche et de la station s'accentuent.

En mars 1904, il a un ictus épileptiforme avec convulsions de la face et des membres, à la suite duquel l'affaiblissement intellectuel devient considérable.

En novembre 1904, les symptômes de paralysie générale sont très précis : le malade est malpropre ; la marche est difficile, l'incoordination motrice très accusée, la parole très embarrassée, les réflexes exagérés, la sensibilité très diminuée. Le malade présente un affaiblissement intellectuel voisin de la démence avec perte notable de la mémoire, inconscience absolue des notions de durée, temps et lieu. L'attitude générale est encore déprimée bien que les idées de persécution soient peu accusées. Souvent Al... pleure longtemps ; l'alimentation est d'abord difficile. Pressé de questions, il répond en marmottant qu'on veut le faire mourir, qu'il ne veut pas manger pour « crever ».

En janvier 1905, la démence est complète, vie purement végétative, inconscience, gâtisme, indifférence absolue. Il reconnaît cependant son frère qui est placé dans le même quartier. Les deux frères se traitent réciproquement de voleurs, se battent. Al... ne parle qu'avec peine ; son attitude est toujours déprimée.

En mars 1905, Al... a des ictus épileptiformes et une escharre à la région sacrée.

En novembre, son état général est de jour en jour plus mauvais. La station et la marche sont impossibles depuis deux mois. La déchéance est complète, le malade ne parle plus. Il meurt le 23 novembre 1905 en état de cachexie.

Charles L... est né en 1862. Malgré le peu d'instruction qu'il a reçu, il sait un peu lire et écrire. Il n'a pas eu de maladie dans le jeune âge. Jeune homme, il était batailleur, mauvais, frappait ses parents et préférait vivre avec des rôdeurs que de travailler. Il apprit pendant quelque temps le métier de cordonnier, mais il ne travaillait que rarement, faisait des fugues avec ses amis et rentrait ivre et couvert d'ecchymoses reçues au cours de batailles. Il reçut de bonne heure le surnom de « Pétrole », dont il se montrait fier, en raison de ses aptitudes spéciales à l'ivrognerie. Pendant son service militaire, il subit de nombreuses condamnations. Une fois libéré du service, il continua à boire d'une façon immodérée et à ne rien faire, refusant de se marier « pour n'avoir pas à nourrir de femme ». Il était devenu la terreur de sa famille par sa paresse et sa mauvaise conduite, vivant d'expédients et travaillant de temps à autre comme débardeur. Toujours ivre et très querelleur, il subit de nombreuses condamnations.

Il contracta la syphilis en 1893, syphilis grave avec chancre phagédénique, pour laquelle il est en traitement pendant plusieurs mois.

Arrêté pour vagabondage, il est condamné une fois de plus en 1904, et c'est de la prison qu'il est transféré à l'asile de Maréville le 17 novembre 1904.

A son entrée, il présente de nombreux signes somatiques de paralysie générale : inégalité pupillaire, réflexe pupillaire lumineux aboli, incoordination motrice extrême, tremblement généralisé surtout à droite, parole saccadée, lente, parfois incompréhensible. Parésie des membres du côté droit, sensibilité tactile et à la douleur très diminuée. Névrites douloureuses des membres ; gâtisme intermittent.

Ch... devient agressif dès qu'on l'interroge et se met dans de violentes colères dès qu'on le contredit. Il raconte que sa sœur est toujours derrière lui prête à le frapper ; elle répète toutes ses pensées et il la menace à chaque instant. Il fait de nombreuses erreurs de personnalité, reconnaît des amis dans ses compagnons de quartier. Il manifeste quelques idées de grandeur et surtout de force musculaire. Il a un affaiblissement intellectuel voisin déjà de la démence.

En décembre, la marche est devenue presque impossible. Ch... se relève souvent pendant la nuit, sous l'influence d'hallucinations ou d'illusions de l'ouïe et de la vue. Il se voit entouré d'ennemis, crie au secours, à l'assassin, et menace de faire un mauvais coup si on l'empêche encore de dormir. Il se plaint bruyamment et grossièrement de ce que tout le monde lui en veut et cherche à lui faire un mauvais parti, sur l'instigation de sa sœur. Heureusement, il est doué d'une force musculaire considérable qui lui permettra de se défendre.

En janvier 1904, Ch... a le faciès cachectique ; sa parole est parfois incompréhensible. Facile à diriger par le personnel qu'il craint, il se montre agressif avec les autres malades qu'il injurie et frappe. Il recherche son frère avec lequel il a de violentes querelles. Les idées de richesse apparaissent : il possède 300 millions ; toute la terre est en or et lui appartient. Il peut distribuer 10 millions par minute.

En février, il est alité pour diarrhée. Il s'amaigrit considérablement. Il est complètement inconscient, ne répond plus à nos questions, marmotte entre ses dents des paroles inintelligibles. Agitation nocturne.

Peu à peu les idées de persécution s'atténuent à mesure que la déchéance devient plus complète. De temps en temps encore, Ch... a de l'agitation nocturne, récrimine d'une façon enfantine, réclamant de grosses sommes d'argent qui lui sont dues et qu'on veut lui voler. Quelques idées d'immortalité s'établissent. Puis Ch... tombe dans une démence complète.

Nombreux signes physiques de dégénérescence : oreilles dissemblables, la droite écartée, à anthélix saillant, très roulée, petite ; la gauche plus grande, aplatie contre le crâne, plate, à tubercule de Darwin ; voûte palatine ogivale ; chevauchement des dents.

Le *père* des frères L... est mort à 59 ans. Il avait été soldat pendant 14 ans, avait contracté les fièvres paludéennes qu'il « coupait » avec du vin blanc. *Très buveur d'absinthe et d'eau-de-vie. Le grand-père paternel, grand buveur*, est mort à 72 ans. La *mère*, âgée de 70 ans, est elle-même une *méfiante, toujours mal intentionnée, querelleuse, grossière, menaçante, buveuse et fille de deux buveurs habituels*. Elle est la plus jeune de 12 enfants dont *un interné* à Maréville pour manie. Les frères L... ont eu 8 frères et sœurs dont plusieurs morts en naissant ou dans le bas-âge ; *une sœur nerveuse, irascible, têtue*. En général, milieu peu aisé, vivant dans des conditions d'hygiène et de moralité déplorables ; les ménages irréguliers étaient la règle dans la famille.

Ces deux exemples de paralysie générale progressive viennent de deux sujets alcooliques et ayant une tare héréditaire très chargée. Antérieurement à leur maladie actuelle, très personnels et très irritables, ils devaient fatalement, lorsque les troubles délirants apparaîtraient, présenter des idées de persécution ; en effet, nous trouvons ces idées délirantes chez eux dès le début de l'aliénation mentale. Chez ces deux sujets, prédisposés à la folie par tare originelle, le délire semble surtout déterminé par l'intoxication alcoolique, les hallucinations ou les illusions étant presque toujours un peu terrifiantes ; mais, comme idée délirante, c'est l'idée de persécution qui prédomine, même quand les symptômes aigus de l'alcoolisme sont disparus, accusant ainsi, en quelque sorte, la tare nerveuse originelle.

L'auto-intoxication alcoolique et l'infection syphilitique peuvent évidemment être seules en cause dans l'étiologie de leur paralysie générale, mais les idées de persécution se rattachent surtout à la tare héréditaire que possèdent ces deux malades.

Nous devons à l'obligeance de M. le Dr Aubry, médecin-adjoint à l'asile de Maréville, l'observation suivante dans laquelle, en plus d'une tare héréditaire, une intoxication alcoolique et une infection cancéreuse ont déterminé un accès d'aliénation mentale avec idées de persécution.

OBSERVATION LII

M... a eu une enfance normale. Studieux à l'excès, il est parvenu, après un travail acharné, à une situation des plus brillantes malgré son origine très modeste.

Toujours peu communicatif, sombre, envieux, jaloux, dédaigneux, on ne lui connaît pas d'amis. Il se marie à 33 ans, avec une femme excellente et dévouée pour laquelle il s'est toujours montré dur et injuste ; mari soupçonneux dès le début de leur union, il revenait fréquemment à son domicile pour y constater la présence de sa femme. Cette jalousie ne s'est pas affaiblie malgré l'âge. Il était dur pour son fils et se faisait servir par tous les siens sans jamais manifester de reconnaissance. Dans son service, il se montrait ponctuel, laborieux, très scrupuleux, vivant perpétuellement dans la crainte d'une inspection ou d'une complication quelconque, se méfiant de tous ses collègues et, pour cette raison, faisant seul une grande partie du travail de ses subordonnés. Chez lui, il ne pouvait garder de domestiques en raison de la surveillance injustifiée qu'il exerçait sur eux.

M... a toujours fait des excès alcooliques : apéritif bi-quotidien et alcool après chaque repas. En 1900, un médecin constate chez lui « de la gastralgie alcoolique, cauchemars, légères névrites ». Il prescrit l'abstinence qui, rigoureusement suivie, fait cesser ces troubles.

En 1901, M... présente de la « neurasthénie », c'est-à-dire, en réalité, de la dépression, avec tendance à l'isolement, caractère irritable, paroles agressives contre les siens. Cette dépression diminua peu à peu sans disparaître complètement et fit cesser la paix et l'union dans un ménage relativement uni.

En mars 1903, on constate de l'artério-sclérose avec insuffisance urinaire, albuminerie passagère. Le niveau intellectuel baisse un peu, la méfiance s'accroît de nouveau rapidement et M... manifeste un véritable délire de persécution : il se croit en butte à de mauvais procédés de la part de sa femme qu'il accuse de l'empoisonner lentement, de le rendre malade, de rire de ces souffrances, etc., sans manifester de véritables hallucinations, il interprète dans un sens défavorable tout ce que sa femme fait ou dit, se met dans de violentes colères, refuse les aliments s'il ne les a pas préparés lui-même, ne veut accepter de soins de personne.

En avril 1904, apparaît un néoplasme à la face, à marche très rapide, avec, peu de temps après, des généralisations multiples de l'intestin et de l'estomac. En même temps que les signes d'insuffisance rénale s'accusent davantage, et que les troubles digestifs s'aggravent, l'état mental du malade le rend tout à fait insupportable. Il se montre très violent, court après sa femme avec des armes, ne supporte même plus la compagnie de son fils.

En raison de cette situation, tous les jours plus mauvaise, M... est placé à Maréville en janvier 1905. A son entrée, il est dans un état physique des plus mauvais, en pleine cachexie cancéreuse. Il présente, sur un fonds de confusion mentale, des idées de persécution extrêmement violentes à l'égard de sa famille et de sa femme en particulier. Il est très violent, difficile à maintenir, refuse de se laisser soigner sous l'influence de craintes d'empoisonnement. Il est très dédaigneux, traite les infirmiers de gens de peu, fait valoir la situation élevée qu'il a occupée avec hauteur et mépris.

Peu à peu son état physique s'aggrave, la confusion mentale s'accroît, les idées délirantes deviennent de moins en moins nettes et le malade meurt cachectique en mai 1905, à l'âge de 65 ans.

Le père de M... est mort à 62 ans. Il aurait toujours été sobre. Vers l'âge de 55 ans, il a présenté de l'affaiblissement intellectuel à marche rapidement progressive, puis, peu à peu, des idées de préjudice et de méfiance qui le rendent insupportable, violent au point qu'on allait procéder à l'internement quand une hémorrhagie cérébrale l'a emporté. La mère et la famille maternelles sont réputées normales. M... a eu un frère mort à l'âge de 10 ans à la suite d'une fièvre typhoïde. Il était d'un caractère bizarre, inégal, colère, était arriéré dans ses études et délirait à l'occasion de la plus légère indisposition.

M... a un fils unique. C'est un dégénéré, strabique, blèse. De l'avis même de sa famille, « il manque de raisonnement, tantôt prend les décisions les plus importantes sans réflexion, tantôt se montre irrésolu dans les circonstances les plus ordinaires de la vie courante. D'une façon générale, il manque d'initiative et de sang-froid, se désespère sans motifs, se croit perdu lorsqu'il souffre du moindre malaise ; scrupuleux à l'excès pour les petites choses, étourdi et léger pour les grandes. Malgré de bonnes études, il est considéré par ses supérieurs et ses amis comme un incapable et un original. Il se fait remarquer partout par les bizarreries de sa tenue ».

M... a été profondément touché par la dégénérescence. Fils et frère de névropathes, il présente dans son caractère des stigmates qui révèlent sa tare héréditaire. De bonne heure il a des idées de méfiance, de jalousie, de préjudice dans lesquelles se devine déjà l'idée de persécution. Son caractère de dégénéré se révèle encore par la prédominance des sentiments égotiques accrue par la situation élevée à laquelle il est arrivé à force de travail. En résumé : débilité mentale partielle, égotisme, caractère spécial, donc prédisposition au délire de persécution.

Ce délire se manifeste à l'occasion d'une intoxication alcoolique et d'une infection cancéreuse qui ont eu pour conséquence une diminution du niveau intellectuel.

CONCLUSIONS

Nous avons assez établi, il nous semble, les origines de l'idée de persécution. Nous le répétons, l'idée de persécution se rattache à la prédominance anormale de l'égotisme ; la prédominance de sentiments égotiques est elle-même l'expression d'une certaine débilité mentale, d'une certaine infériorité psychique. Cette débilité mentale est constante chez le dégénéré, bien que plus ou moins évidente suivant que la tare originelle est plus ou moins lourde ; on la trouve toujours à côté de l'idée de persécution qui apparaît donc bien comme un stigmate psychique de dégénérescence.

Nous avons démontré sa présence constante dans les aliénations mentales où l'hérédité joue le rôle essentiel ; nous l'avons trouvée très nette dans les psychoses toxi-infectieuses développées sur un terrain prédisposé et nous avons montré en même temps l'absence même d'une tendance fixe à l'idée de persécution dans les folies sans tare héréditaire.

Il résulte de ces considérations que la recherche de l'idée de persécution est d'un précieux secours au point de vue du diagnostic étiologique des maladies mentales. Sa présence permet de conclure à une tare héréditaire et fait rentrer dans la grande classe des dégénérescences les aliénations mentales dans lesquelles on la rencontre prédominant. C'est du reste la seule idée délirante qu'on puisse trouver dans chacune des formes sous lesquelles peut se manifester l'aliénation mentale relevant plus ou moins d'une tare héréditaire; cette remarque suffirait pour la montrer stigmate de dégénérescence.

Si l'idée de persécution a une grande importance au point de vue de l'étiologie, elle en a une non moins utile au point de vue du pronostic. La dégénérescence étant une des principales causes de chronicité, tout aliéné qui présente un délire de persécution un peu net et un peu durable est particulièrement exposé à la chronicité. C'est ainsi que, dans les cas d'aliénation mentale relevant à la fois de causes toxi-infectieuses et de tare originelle, les troubles dus surtout aux premières se dissipent, laissant seuls des symptômes de dégénérescence en évolution plus rapide; c'est ce qui arrive chez les sujets qui ont présenté de bonne heure du délire bien accusé de persécution.

Nous avons ainsi fait ressortir les liens de parenté de toutes les variétés d'aliénation mentale dans la symptomatologie desquelles figure l'idée de persécution en donnant à celle-ci une valeur séméiologique nouvelle. Mais un des principaux résultats de cette étude sera d'établir aussi que le délire systématisé progressif, la paranoïa primitive, appartient à la grande famille des dégénérescences et qu'elle ne constitue, en somme, contrairement à l'opinion généralement admise en France, qu'une forme bien caractérisée de dégénérescence supérieure. Il serait facile de démontrer que les idées ambitieuses qui caractérisent une de ses phases attestent une parenté étroite de cette aliénation mentale avec toutes celles généralement considérées aujourd'hui comme relevant surtout de la dégénérescence.

Ces conclusions ne peuvent que contribuer à la simplification de la classification des aliénations mentales.

Il me semble avoir apporté ainsi un peu de précision sur quelques points encore controversés en psychiâtrie.

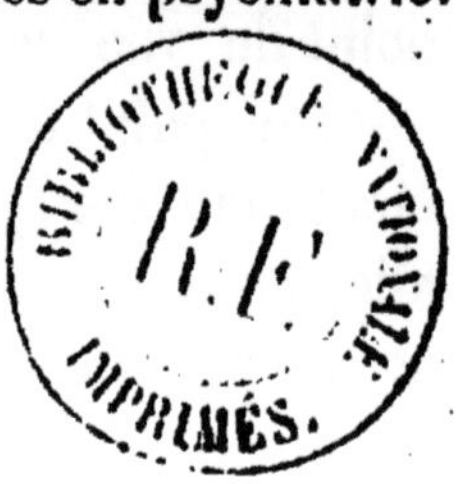

TABLE DES MATIÈRES

Nancy. — Imprimerie Nancéienne. — 4747-C.

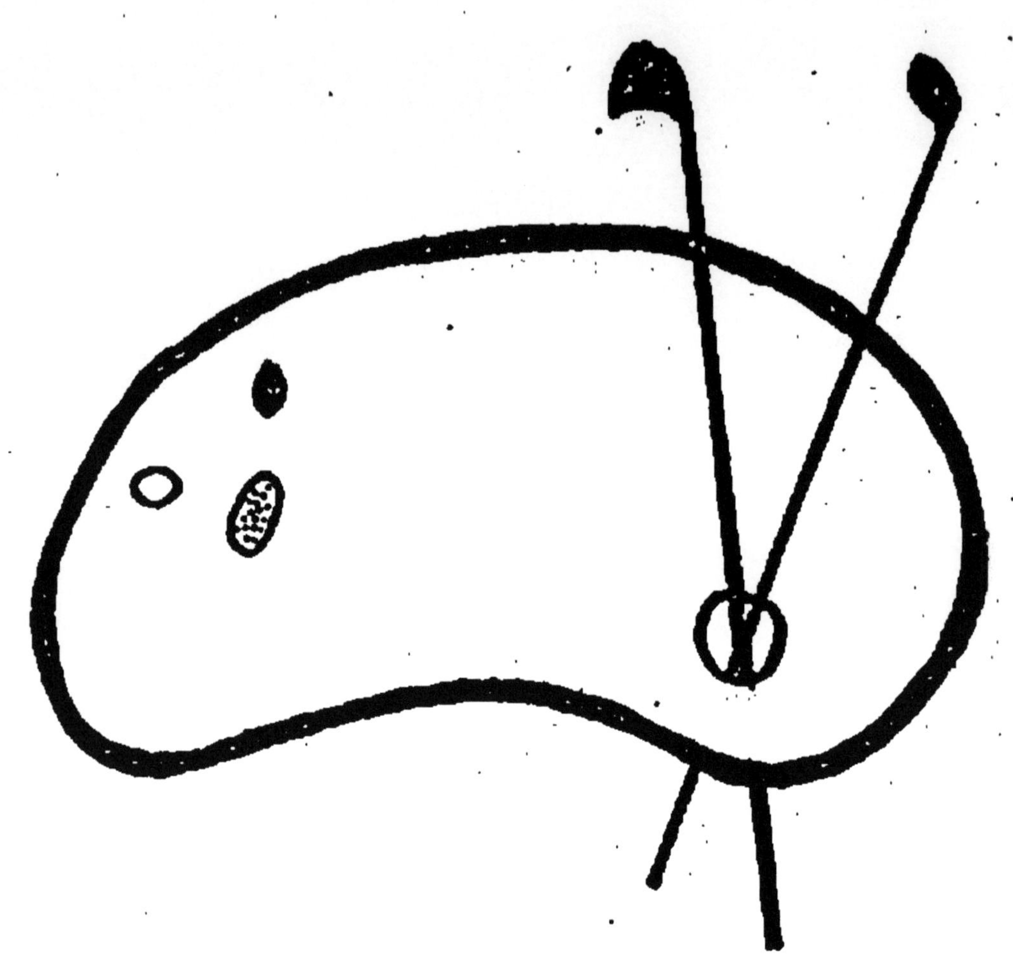

www.ingramcontent.com/pod-product-compliance
Ingram Content Group UK Ltd.
Pitfield, Milton Keynes, MK11 3LW, UK
UKHW020157200726
13856UKWH00003B/1040

9 782013 585859